赤ちゃんはできる！

幸せの排泄コミュニケーション

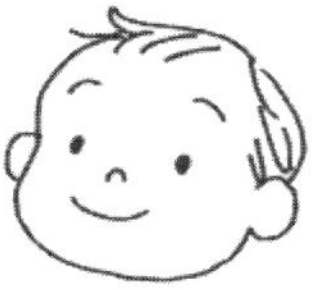

「おむつに頼りすぎない育児」という選択

和田智代 著

言叢社

「児遣《こやら》い」*という子育て観

「児遣《こやら》い」という古い言葉があります。
「遣らう」とは「おしだす」という意味で
「児遣《こやら》い」とは
「子が本来持つ力を発揮できるよう
親は後ろから支える」という
日本に古くからある子育て観なのだそうです。
「親が子の前に立って引っぱっていく」感じの
「トレーニング」とは正反対の子育て観ですね

「やり手水《ちょうず》」という古い言葉があります。
大切な赤ちゃんを前に「ささげる」ように
両手で抱えもって排泄させるスタイルのことです
「やり」は漢字で「遣り」と書き
「手水」はこの場合、「排泄」を指します。

つまり「やり手水《ちょうず》」は
「子が排泄できるよう親は後ろから支える」
という意味なんですね。

排泄の自立は
「トイレ・トレーニング」よりも
「児遣《こやら》い」という考え方で向き合うと
とても穏やかで自然に進みます。

愛情深く寄り添ってもらいながら
自分が本来持つ力を発揮して
排泄の自立を経験した子どもの表情は
静かな自信に満ちていて美しいのです。

*『児やらい―産育の民俗』（大藤ゆき著／岩崎美術社）に、民俗学者の柳田國男が序文として寄稿した「四鳥の別れ」より。

はじめに

●私たちが失った「生きる知恵と技」

戦後、日本はめざましい経済成長を遂げ、高度消費社会という「物に恵まれた豊かな社会」を築いてきました。そして、この「豊かな社会」は「さらに豊かな社会」へと向かい、私たちは「もっともっと幸せになれる」と信じてこれまで頑張ってきました。

ところが、今の日本社会を見ると、どうでしょう。「貧困」や「格差」など、バブル崩壊前（一九九〇年ごろ）の日本では想像もしなかった状態に直面しています。子育ての視点から見ても、「虐待」「育児不安」「子どもに優しくない日本社会」等のニュースが毎日報道されるという現実に、私たちは直面することになってしまっています。

こうした背景には、政治や経済や家族や環境など、様々な事柄が戦後大きく変化してきたことが絡んでいてあまりに複雑で、どこから手をつけてよいかわからなくて、途方にくれてしまいそうです。そんな中、少し前から、人々が「これはちょっとまずいのではないか……」と気づき始めたことがあります。世の中が「便利で快適」になったおかげで、私たちが本来自分でやってきたことを、専門的にやってくれる「ヒト」や「モノ」に代わってやってもらうという「外注化」ができるようになった結果、動物としての私たち人間に本来備わっている「自分で生きる力」が弱くなってきた、ということです。そのことが、今の社会の生きづらさの、大きな原因の一つになっているのではないかということです。

私たちも自然界の中で生きる動物です。動物として生きていくために一番大切なことは、「いのちを守り育てること」です。「死なずに生き延びる」ことです。例えば、食糧を確保すること、子どもを産むこと、一人では生きられない幼い子どもやお年寄りや病に苦しむ人の世話をする、といったことです。そのためには、自分自身の身体も含めた広い意味での「自然なあり様」についての「知恵」を獲得し、対処するための「技」が必要でした。その「知恵と技」なしには、人類はここまで生き延びてこられなかった。そして「知恵と技」は、長い歴史のなかで、世代から世代へと伝えられてきました。

やがて私たちは、いのちを守り育てる「知恵と技」を、さらに確実で効率的なものにするために、専門的に仕事をしてくれる「ヒト」を育成し、「モノ」を生み出してきました。食糧確保は農業や漁業などに従事する人に任せ、出産や病気の治療は医療の専門家に任せ、子どもの世話は教育専門家の助言に従う……といった「専門のヒト」に任せるというように。家事労働は家電製品に任せ、さらに病気になったら薬に任せ、赤ちゃんの食糧も粉ミルクに任せ、排泄はおむつに任せ、……といった「専門のモノ」に任せるというように。そうして

「専門のヒトやモノ」への依存をどんどん増やすことで、さらなる「安心」「便利」「快適」を手に入れてきました。

私が国際協力の仕事を通じて二〇年間かかわってきた、「発展途上国」と呼ばれ経済発展が遅れているとされる国や地域では、今も、多くの赤ちゃんや妊婦さんが命を落としています。日本のような医療体制や技術や知識があれば、亡くなるはずもないようなことが主な死因です。そうした「命にかかわるリスク」を減らすために、高度な技術を持った専門のヒトやモノを作る努力をしてきたことが、私たちの社会の「進歩の歴史」であり、私たちはその恩恵をたくさん享受してきました。

しかし、そこには一つ、大きな落とし穴がありました。生き延びるために、私たち一人一人が身につけなければならなかった「知恵と技」を「専門のヒトやモノ」に任せることで、私たち自身は、自分の手でそれをする力を、どんどん失っていったのです。

●排泄のお世話という「知恵と技」

その、失ってしまった「いのちを守り育てる知恵と技」の一つが、「赤ちゃんの排泄の世話」です。長時間つけていても漏れず、洗濯する必要もない便利な紙おむつの登場は、育児の負担を著しく軽減してくれました。同時に、「赤ちゃんの排泄」という自然現象は、長時間とりかえずにすむ紙おむつの中に封印されて、どんどん見えなくなっていきました。そして、動物としての人間の赤ちゃんの排泄の本来の姿を知って、それに対処する技を持つ人はどんどん少なくなっていきました。

医療や保育の分野の「子どもの専門家」と呼ばれる人々でさえ、赤ちゃんの排泄についての正確な知識を持つ人は、今日、非常に少数です。かくいう私も、保育士養成校を卒業しているにもかかわらず、つい最近までは、「赤ちゃんの排泄の本当の姿をわかっていない専門家」の一人でした。親はもちろんのこと、親が頼りにしている専門家ですら、赤ちゃんの排泄の真実がわからなくなってしまった。

その結果、四歳過ぎてもおむつが外れずに悩む親子や、それが幼児虐待のきっかけになっているケース、おむつの長期使用が原因の一つと疑われるおもらしや便秘等の排泄トラブルで苦しむ小学生、長時間つけたままの状態のおむつが重たすぎて赤ちゃんの腰の負担になっているリスクなど、「子どもの排泄をめぐる諸問題」は、年々深刻になってきています。こうした問題は、表だって報道されることはまだ少ないのですが、日々子どもと関わる現場の人々からの悲鳴は、かなり切羽つまったところまで来ています。

●母親・父親達が「知恵と技」を取り戻し始めた！

そんななか、おむつに頼りすぎるのをやめて、「赤ちゃんになるべく自然で気持ち良い排泄をさせてあげよう」と決心して実践する母親・父親が、今、じわじわと増えています。そのなかには、医師・助産師・看護師・保健師・保育士・学校教員等の、子育てに関わる保健医療や保育・教育の専門職の人々も大勢います。彼らは、便利なおむつにも助けてもらいながら、赤ちゃんが排泄したそうな時にはおむつを外して、なるべくトイレやオマルなどの「開放空間」で、動物としての自然で気持ちが良い排泄をさせるという、私たち人類が昔から実践してきた赤ちゃんの排泄の世話を、現代日本で実践し始めたのです。

彼らは、排泄という生理現象に直接に向き合うことで、育児書には書いていない、赤ちゃんの自然な排泄に関する「知恵」を経験的に体得し、おむつに頼りすぎずに赤ちゃんの排泄に対処する「技」を身につけていきました。そうして育つ赤ちゃんの多くは、一歳後半から二歳前後にかけて、排泄は比較的自然に自立していきました。今の日本の平均的なおむつ外れの年齢（三歳後半）よりもずっと早い時期に、大変なトイレトレーニングもほとんどなしに。

さらに驚くべきことがあります。このような排泄のお世話を経験した親の多くが、「おむつに頼りすぎずに、新生児のころからなるべくおむつの外で自然な気持ちの良い排泄をさせてきた経験は、とても楽しかった。子どもをより可愛いと思うようになり、自分の子育てに自信がついた」。「おむつに頼りすぎて四歳近くにおむつが外れた上の子に比べて、生後数か月から可能な範囲での自然な排泄を実践した下の子は、ご機嫌でいる時間が長く、意思の疎通もスムースで、育てやすかった」と言うのです。

これはいったい、どういうことなのでしょうか? 私はここに、今の日本で多くの親が「子育ては大変なことばかりで……」と悩む状況を改善できる、一つの大きなヒントがあるのではないかと思うのです。

ネットや育児雑誌の情報を見て、「わが子はこう育ってほしい」と理想像を抱き、でも現実はなかなかそのとおりにいかずに悩んでいた親たちが、目の前の自分の赤ちゃんの排泄という自然現象に真摯に向き合うことで、「こういう子に育つべき」という窮屈な子育て観から自由になり、「目の前の自分の子どもがどう育っているか」という、自分の目で自分の子を見て、そのまま肯定して受け止めることができるようになっていったのです。目の前にいる自分の赤ちゃんの自然な育ちの姿に心を寄せることで、どうしても必要な時以外は、専門のヒトやモノにそれほど頼らずとも、赤ちゃんのいのちを自分で守り育てていけることに気づいていったのです。

おむつに頼りすぎずに、自分の子どもの排泄の様子を自分で判断して、排泄時にはなるべくおむつを外してオマルやトイレ等の開放空間でさせるということは、一見、手のかかる面倒なことのように思えます。しかし、おむつに頼りすぎない排泄を実践する親たちの幸せそうな様子を見ていると、専門のヒトやモノを間にはさまずに、目の前の子どもの自然な育ちの姿に素直に向き合い、そのまま受けとめて、世話をすることで、私たち人類は本来、深い幸福感を感じるようにプログラミングされていると思えて仕方ありません。その時の親は、今風な表現で言うところの「マインドフル」な心理状態になっているのではないかと思います。子育てには、親の自由が束縛される面倒な側面もたくさんあります。でも、もしも子育てが面倒で不自由なだけで喜びを伴わない作業だったら、人類はこれまで命を繋いでこなかったでしょう。

●懐かしい未来の子育てを目ざして

そうなのです。今、私たちが、何よりも大切にしたいことは、専門のヒトやモノが提供するサービスを「さらに便利で快適で安心なものにする」ことでもなければ、「それを賢く消費する」ことでもないのです。「いのちを守り育てる」ために、専門家というヒトや便利なモノに頼りすぎずに、自分でできる知恵と技を取り戻していくことなのです。そこに、今の日本社会の中で生きづらさを抱える私たちが、もう少し希望と喜びを持って生きるための、大きなヒントがあるんだよという真実を、「おむつに頼り過ぎない育児」を実践した母親・父親・赤ちゃんたちが教えてくれました。

この本では、そうした真実を、わかりやすくお伝えしていきます。保健医療者や保育者養成のための教科書には決して書かれていない、私たちが忘れてしまった、赤ちゃんの自然な排泄をめぐる知恵と技です。同時に、それらの知恵や技を忘れてしまったために、子ども達の間で起こりつつある様々な問題についても取りあげていきます。今、子育て支援にかかわっている保健医療や保育・教育分野の専門職の方々にも知っていただけたら嬉しいです。そして、赤ちゃんの排泄に寄り添って「おむつに頼り過ぎない育児」を選択する親と赤ちゃんたちを、ぜひ、温かく応援してほしいのです。それが、今の日本において、本当の意味で「楽に楽しく子育てができる親」が増えることにつながると確信するからです。

「専門のヒトやモノがなかった昔のような暮らしに戻りましょう」と言いたいのではありません。「昔のように、おむつを使わないで子育てしましょう」と言いたいのではありません。私たちが失ってきた「いのちを自分の力で守り育てる」という知恵と技を取り戻しながら、必要な時には、高度に進化した「専門のヒトやモノに助けてもらう」という、バランスのとれた未来の子育てを目指しませんか、と申し上げたいのです。それはきっと、とても豊かで温かい、古いけれど新しい、「懐かしい未来の子育て」と呼べるもののような気がしてなりません。

ようこそ、「希望の赤ちゃん排泄学」の世界へ。

◆謝辞

本書で取り上げた内容の多くは、三砂ちづる氏（津田塾大学教授）が研究代表者として立ち上げ、筆者も研究メンバーの一人としてかかわった、以下二つの調査研究から得られた情報をベースにしています。私が「おむつに頼りすぎない育児（おむつなし育児）」にかかわる大きなきっかけを与えて下さった三砂氏と、共に研究に携わった「おむつなし育児研究チーム」のメンバーの皆さまに、この場をお借りして、心より感謝申し上げます。

・二〇〇六年～二〇一〇年　トヨタ財団研究助成「赤ちゃんにおむつはいらない――失われた身体技法を求めて」研究代表者 三砂ちづる

・二〇一二年度～二〇一四年度　科学研究費助成事業（学術研究助成基金助成金）「『おむつなし』による排泄ケアの実践と普及に関する研究 - 乳幼児から高齢者まで」研究代表者 三砂ちづる

◆用語の説明

・**「おむつなし育児」**：「おむつに頼りすぎない育児」という意味です。普段はおむつをしていても、可能な範囲でおむつの外（開放空間）で排泄できるよう介助すること。

・**おむつ外し**：おむつでなく、布パンツで過ごさせてあげること。おむつを着けたのは大人なので、外すのも大人。排泄が完全に自立していなくても、オムツを外すことは可能。

・**排泄の自立**：子どもが排泄したい時に、自分で歩いてオマルやトイレに行ったり、あるいは周囲の大人等に知らせたりできる状態になっていること（通常は一歳後半～二歳前後から自立し始める）。排泄の自立は子どもがすること。

・**やり手水《ちょうず》**：赤ちゃんを後ろから両手で抱える形で排泄介助すること。

◆本著を作るにさいして

・本文中 **voice** として、八組の「おむつなし育児」を実践された方々に、インタビューしました。お名前は仮名です。大変貴重で、感動的な記録をいただき、感謝いたします。

目次

3章　先進国で増えている子どもの排泄トラブル……………………101
これを知っておくと、排泄トラブルのリスクが減らせます！

Part 4　排泄と人間の尊厳　生涯にわたる〝気持ち良い排泄〟と子どもの未来を考える　241

Part 1

赤ちゃん、排泄の本当の姿

これを知らないから
トイレトレーニングは大変になる

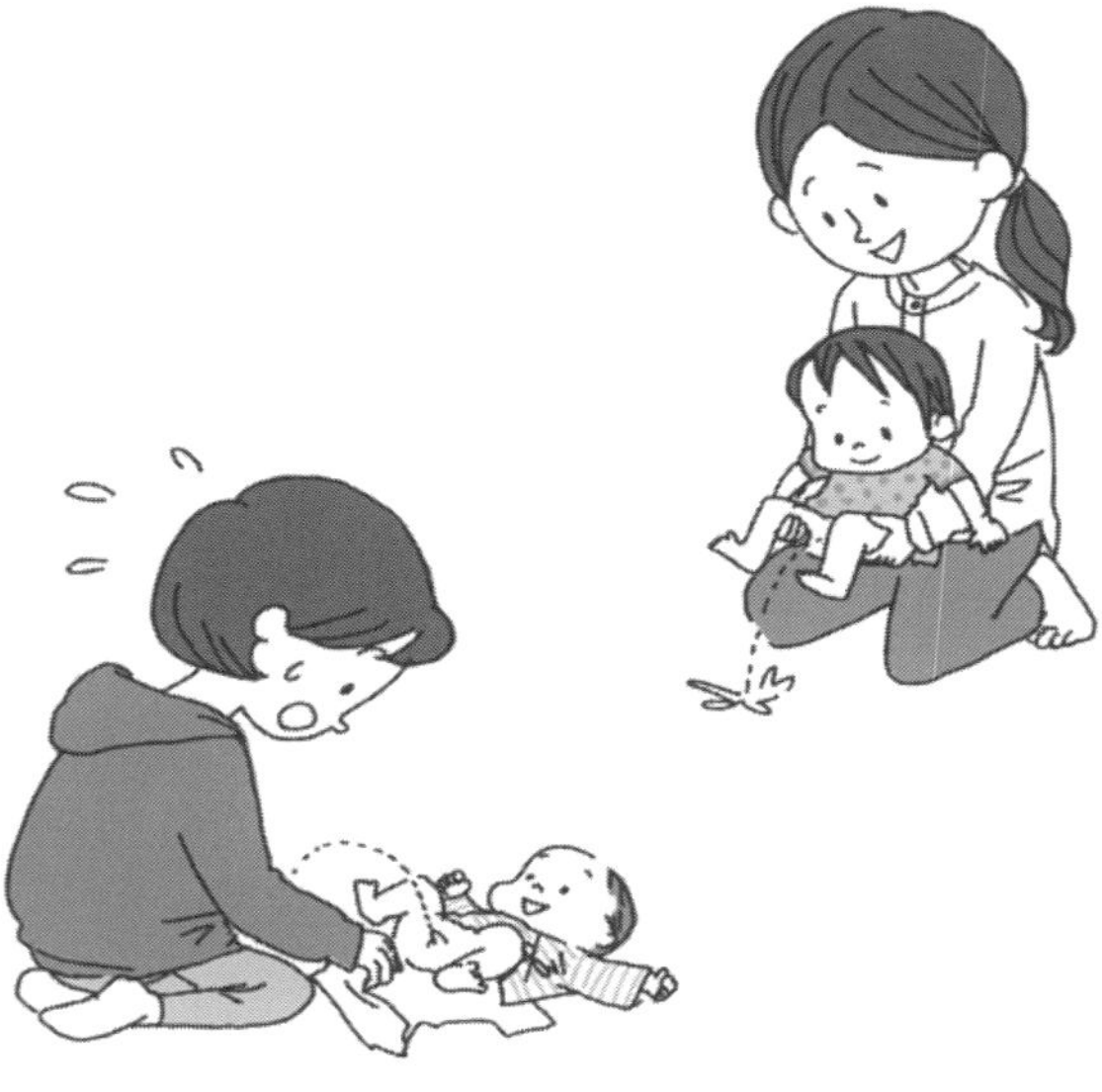

1章　おむつに頼りすぎない育児

1. なぜトイレトレーニングは大変なのか？

今、日本を含めた先進国では、おむつが外れる年齢が、三歳、四歳、五歳……と、どんどん遅くなってきており、トイレトレーニングが上手く進まずに悩む母親が増えています。トイレトレーニングの悩みは、全国の子育て支援機関に寄せられる最も多い悩みの一つと言われます。母親の中には、「トレーニングが上手く進まずに、感情的になって、子どもに対し虐待に近いような暴言を浴びせ続けてしまったことが、今も心の傷として残っている」と訴える人も少なくありません。どうしてトイレトレーニングがこんなに大変なのでしょうか？

その大きな原因は、私たち日本人が、赤ちゃんの自然な排泄の姿を忘れてしまったところにあるのではないかと、私は考えます。赤ちゃんはもともと、おむつをつけて生まれてはきません。家や服を汚されたくないという、一〇〇%、大人の都合でおむつをつけます。赤ちゃんは、おむつを外すと「しゃーっ」とオシッコを飛ばすことがよくありますが、この「何にもジャマされない開放空間での排泄」が、動物としての自然な排泄の姿です。

だから赤ちゃんは、寝返りをうてるくらいに成長すると、おむつ替えの時に、せっかく外してもらえたおむつを再びつけられることを拒否して、激しく抵抗するようになります。だって、おむつがイヤなのですから。大人だって、おむつをつけられるのはイヤですよね。大人がおむつを使用することもありますが、「喜んで」というより「様々な事情で仕方なく」です。大人がイヤなものは、赤ちゃんもイヤなのです。

しかし赤ちゃんは、大人の「快適で便利な生活」を維持するために、おむつをつけられ、「おむつという閉鎖空間で排泄する」という、不自然な排泄行動を学習させられます。そして三歳ころになると、今度は「トイレやオマルという開放空間で排泄する」ことを、再び学習しなさいと言われます。だから「トレーニング」が必要になるのです。この「排泄行動の再学習」が上手く進まない子が、トイレトレーニングが大変になるというわけです。

●大人だって排泄のやり方を変えるのは大変

一度覚えてしまった「おむつの中（閉鎖空間）で排泄する」という行動から、「おむつの外（開放空間）で排泄する」という行動に変えるのは、実は大人が想像するよりも、ものすごく大変なことなのです。頭でわかっていても、なかなか身体が言うことを聞いてくれないのです。

大人でも、例えば病気やケガで病院に入院して、突然、紙おむつの中でオシッコをしなければならなくなった時、なかなかできないことを経験します。介護や看護の学校に通う学生が実習で「紙おむつでの排泄体験」をした時に、「なかなか出せなかった」と訴える人が多いと言われます。

私も実際に大人用の紙おむつを買ってきて、家で実験してみました。紙おむつをはいて、その中にオシッコをしてみたのです。やはり、なかなかできませんでした。頭では「これは紙おむつだから、中にオシッコをしても漏れないし、大丈夫だから」とわかっているのですが、どんなに頑張っても、上手くオシッコが出せないのです。どうやら脳が、「オシッコはトイレなどの開放空間でするべきで、おむつのようなものを身に着けている時には、その中にオシッコをしてはいけない、膀胱の筋肉を緩ませてはいけない」と強く学習しているために、上手くできないようなのです。

生後数年間にわたって、おむつの中（閉鎖空間）だけで排泄してきた子どもは、トイレトレーニングの際に、私が紙おむつの中でオシッコをしようとして悪戦苦闘した経験と、理屈としては全く同じことを経験するのです。おむつの中であれば、安心して排泄できるけれど、おむつが着いていない、トイレやオマルという開放的な場所になると、膀胱の筋肉をゆるませられなくなる……という状態です。

そんな日本の子どもとは対照的なのが、私が二〇年間国際協力の仕事を通じて関わってきた、発展途上国の田舎の子どもたちです。途上国の田舎へ行くと、今もおむつらしきものをほとんど使わないで子育てしている地域がたくさんあります。生後間もなく、あるいは生後数か月のころから、下半身すっぽんぽんで過ごし、開放空間での自然な排泄をして育つのです。そうして育った子どもは、一歳の後半ころになると、特にトレーニングなどしなくても、排泄は自然に自立していきます。これが人間の赤ちゃんの排泄の、自然な発達の姿なのです。

今、日本では、「三歳になっても、四歳になっても、おむつが外れない！」と悩む母親が急増していて、それが幼児虐待のきっかけの一つになっているとも言われ始めています。

メディアではあまり報道されませんが、二歳や三歳を過ぎてからのトイレトレーニングがうまく進まず、母親は「どうしてできないの！」と暴言を浴びせたり、時には手をあげるなど、虐待に近いようなやり方で、トイレトレーニングを行ってしまうという問題です。この、トイレトレーニングをめぐる悲しい経験を、長い間、トラウマとして抱える母親は、実は少なくありません。かくいう私も、そうした母親の一人でした。息子とのトイレトレーニングの悲しい経験は、今も私の心の中に傷として残っています。トイレトレーニングをめぐって悲しい体験をする母子を減らすためにも、私たちは今、赤ちゃんの自然な排泄について正しく学ぶ必要に迫られています。

voice 石川舞子さん　主婦 三八歳／長女五歳、次女三歳

三歳だった長女が、翌年四月から入る幼稚園が決まった秋のことです。長女は三歳四か月になっていましたが、オムツはまだ外れていませんでした。入園予定の幼稚園からは「お母さん、大丈夫ですよ。まだ半年あります。でも、四月までには、頑張っておむつを外して下さいね」と言われました。それで、私はいよいよトイレトレーニングしなきゃと思って、ネットや育児雑誌で情報を集めて準備して、スタートしました。

ところが娘は、いつまでたってもトイレでできるようになりません。布パンツをはかせると、ジャーっと床におもらししてしまう日々が続きました。おしっこやウンチ以外のことは、なんでもできるし、お話もちゃんとできる娘。それなのに、トイレでの排泄だけ、いつまでたってもできず、毎日たくさんのパンツを濡らす娘。

私はだんだん腹がたってきて、娘は私に対して嫌がらせをしているんじゃないだろうか……とさえ、思うようになっていったのです。そして気がつくと、娘に対する私の言動が、とてもトゲトゲしいものになっていました。

「おしっこもう出でるはずでしょ！　トイレに行ってしなさい！」

「どうして何度言ってもわからないの！」「どうしてできないの！」

と、娘を叱咤激励しながら、虐待に近いほどの怒鳴り声や罵声を浴びせるようになり、時々、娘のお尻も叩くようになり……。

そんな感じだった長女とのトイレトレーニングは、今でも、私の心の中に深い傷として残っています。娘も辛かっただろうと思います。だから、次女を妊娠した時には、「長女の時のような辛いトイレトレーニング体験をしたくない、させてたくない。」と思い、ネットで「楽なトイレトレーニング」のようなキーワードで色々と調べてみました。そして、「おむつに頼りすぎない育児（おむつなし育児）」にたどり着いたのです。

次女には、生後三か月くらいから、「おむつなし育児」を実践してきました。そのおかげで、次女は、トイレトレーニングらしいものをほとんどすることなしに、二歳前におむつが外れました。そして、長女よりも早く楽におむつが外れただけでなく、次女と体験したおむつなし育児は、なんだかすごく楽しかったのです。言葉の話せない赤ちゃんとの間で、排泄のお世話を通じてとても深くて豊かなコミュニケーションができたことで、長女の時には感じなかった「子育ての楽しさ」を感じて、自分の子育てにも自信が持てるようになりました。

2. 赤ちゃんの自然な排泄とは？

私は二人の息子を育て、日本では保育士として保育の現場で働き、発展途上国では赤ちゃんの健康改善に関わる仕事を長年やってきました。私は、「ちょっとした、子育ての専門家」というラベルを自分に貼ることも可能です。しかしそんな「子育ての専門家」が、自分のしてきたことを今、あらためて振り返ってみて痛感するのは、赤ちゃんの排泄の本当の姿について、自分がものすごく無知だったということです。

純粋に私の勉強不足で、「赤ちゃんはおむつの中で排泄するもの」と思いこんでいました。そして私が学んだ保育士の養成校でも、妊婦の時に参加した「母親学級」でも、赤ちゃんの世話に関する育児書や雑誌やテレビ番組でも、赤ちゃんの排泄についての正確な知識を教えてもらえなかったという理由もありました。

おっぱいや離乳食といった「食べる」ことについては、みんな一生懸命なのに、排泄という「出すこと」については、「おむつが汚れたら替えてあげましょう」でおしまい。保健医療や乳幼児教育分野の養成校で使う教科書にも、「生まれたばかりの赤ちゃんは、尿意や便意を感じることがない」と書かれてあることがほとんどで、私もそう認識してきました。ところが、実はそうではなかったのです。

本書の医療監修をいただいた、子どもの便秘の専門医・中野美和子氏は、著書の中で、以下のようにはっきり書いています。(『赤ちゃんからはじまる便秘問題』p.29　言叢社)

従来の教科書では、一歳前では尿意・便意を自覚せずに反射的に排尿・排便する、尿意・便意を感じるのは二歳ごろとなっていて、それが、排泄訓練開始の根拠にもなっていますが、そんなことはない。赤ちゃんの時から排泄したいという感覚はわかっているのです。

そうなのです。まったくそのとおりなのです。

一〇年間にわたる「おむつに頼りすぎない育児」の研究と実践を通じて、あらためてわかってきた「赤ちゃんの排泄の真実」について、お伝えしたいと思います。

●赤ちゃんの排泄メカニズム

途上国の田舎では、今もおむつをあまり使わない地域が多くあり、お母さんは赤ちゃんが生後六か月くらいなると、写真のように「本当におむつなし」で抱っこしている光景を目にします。「おむつみたいなものをあてなくて大丈夫? 赤ちゃんのオシッコやウンチでお母さんの服が汚れないの?」と聞くと、お母さんたちは「生後六か月くらいになれば、オシッコやウンチの回数が減るから、抱っこしていてしそうな様子になったら、自分（お母さん）の身体から離して、〝ちーっ〟とさせるだけのことよ」と、笑って言います。

当たり前のように言い放つ途上国の田舎のお母さんたちは、小学校も出ていなかったり、読み書きもちゃんとできなかったりする人が少なくありません。でも、子どもの身体の自然な発達の様子については、高学歴の私たち日本人よりも、はるかによくわかっています。彼女たちは育児書やネットの情報へもアクセスが少なく、ただ日々、子どもの自然な姿を先入観なく見て、そのまま受け止めているだけです。

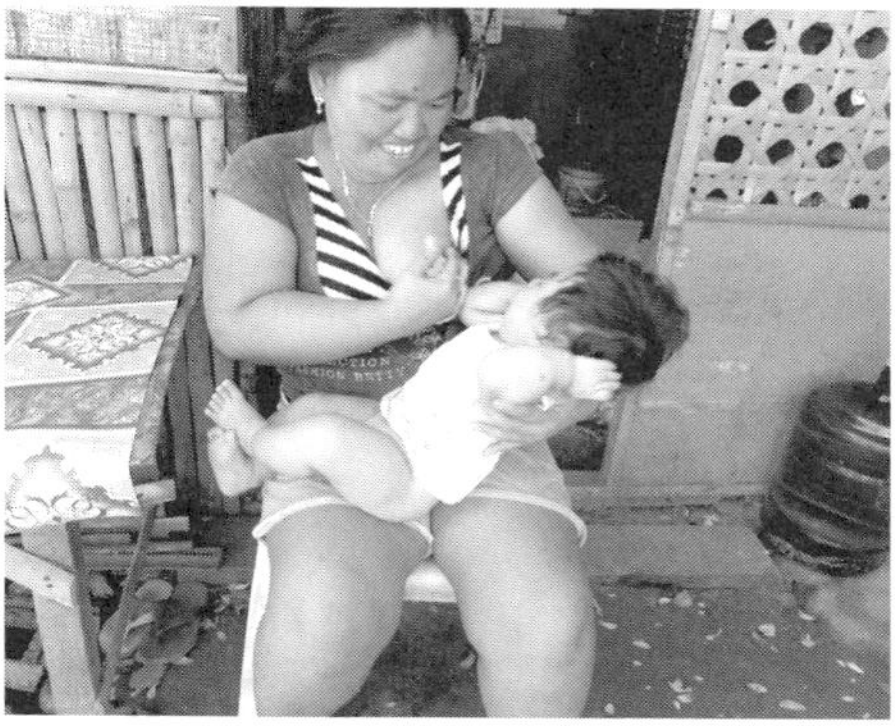

フィリピン・カオハガン島の母子
（著者撮影、2018年9月）

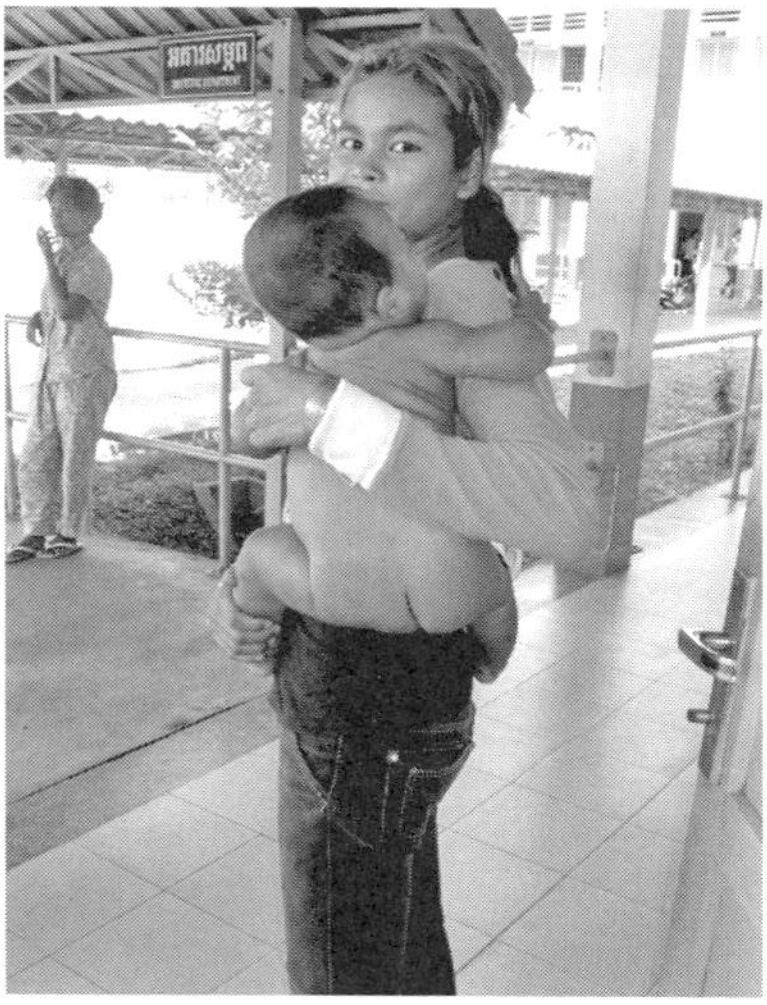

カンボジアの母子
（報告書「おむつなし育児 in カンボジア」笹川恵美・現東京大学大学院助教）

育児書や専門家に頼らなくても、おむつをつけない自然な状態の赤ちゃんの世話をしていると、排泄の本来の姿がわかってくるのです。人間も動物です。動物としての自然な姿がわかれば、それに合わせた世話をするだけのことなので、とてもシンプルです。私たちは経済発展のお陰で、便利&快適になったことがたくさんあります。でも、「誰にとっての便利&快適か?」をあらためて考えると、「大人にとっての」がほとんどだと言えます。経済発展したことで変化した状況は、冷静に見ると、「子どもにとっては不便&不快」なことの方がどうやら多い印象です。自然に囲まれて豊かに遊びを展開する場所やゆっくり遊ぶ時間が奪われ、交通事故を気にすることなく自由に遊ぶ環境が奪われ、地域全体で子育てする自然発生的な集団養育システムが壊れ……といったように。

その中でも、「おむつ」、特に「漏れないのをいいことに、なかなか交換してもらえない紙おむつ」は、「子どもにとっての不便&不快」の典型的な例だといえます。私たち大人はそうしたおむつのデメリットを十分わかった上で、おむつを上手に使う術を学ぶ必要があります。

そんな赤ちゃんの、「本来の自然な排泄の姿」を見ていきましょう。

①排尿・排便のしくみ

次頁に「オシッコとウンチが出るしくみ」を図示してみます。

★オシッコ:月齢の低い赤ちゃんの場合は、膀胱が小さくてためられる量が少なく、大脳

排尿のしくみ

膀胱にオシッコがたまる
↓
脊髄にある排尿中枢を通って「尿意」として大脳に伝わる
↓
大脳から「オシッコするorガマンする」指令がでる
↓
排尿中枢を通って膀胱に伝わる

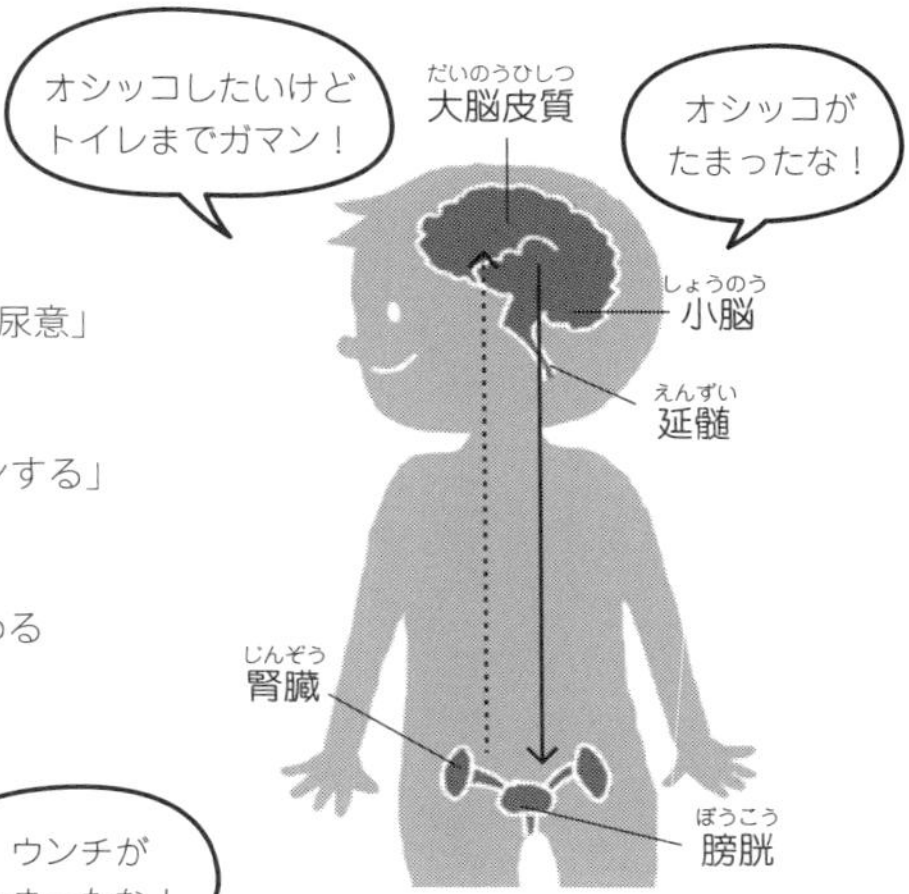

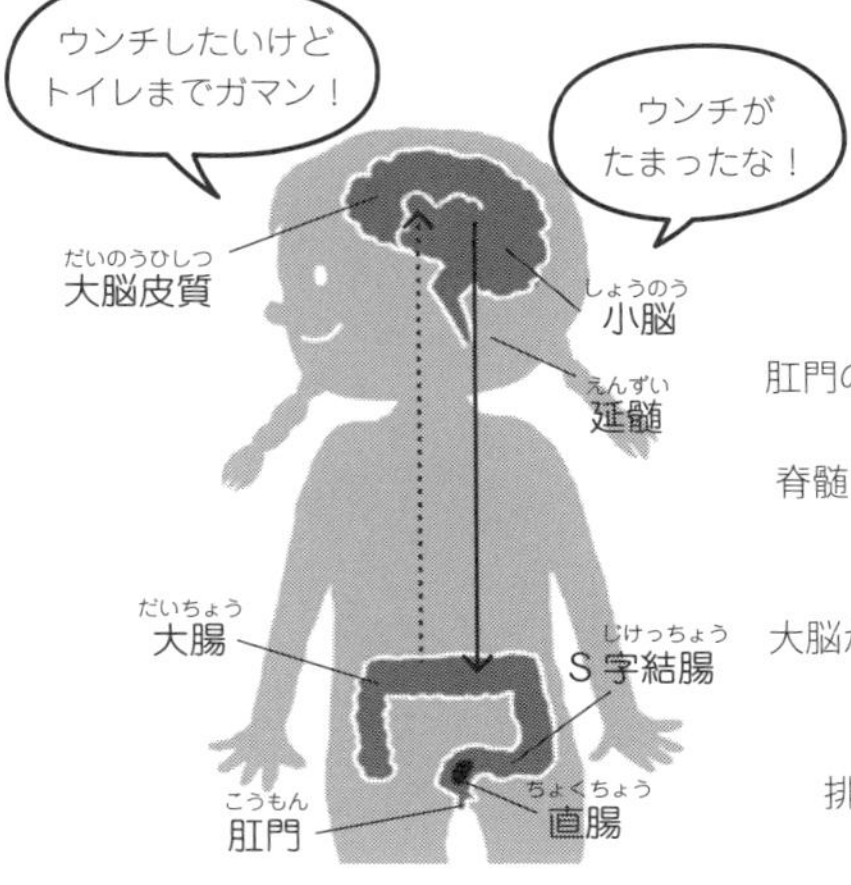

排便のしくみ

肛門のスグ上にある直腸に便がたまる
↓
脊髄にある排便中枢を通って「便意」として大脳に伝わる
↓
大脳から「ウンチするorガマンする」指令がでる
↓
排尿中枢を通って直腸に伝わる

男性と女性の尿道とその周辺の構造

【男性】

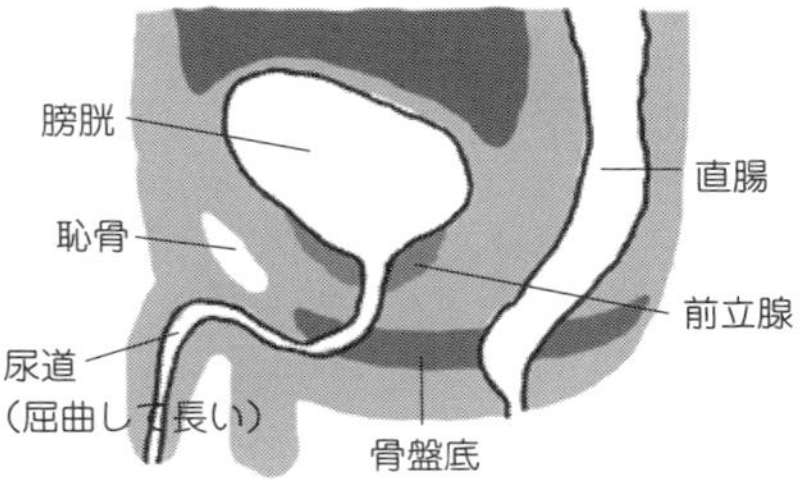

【女性】

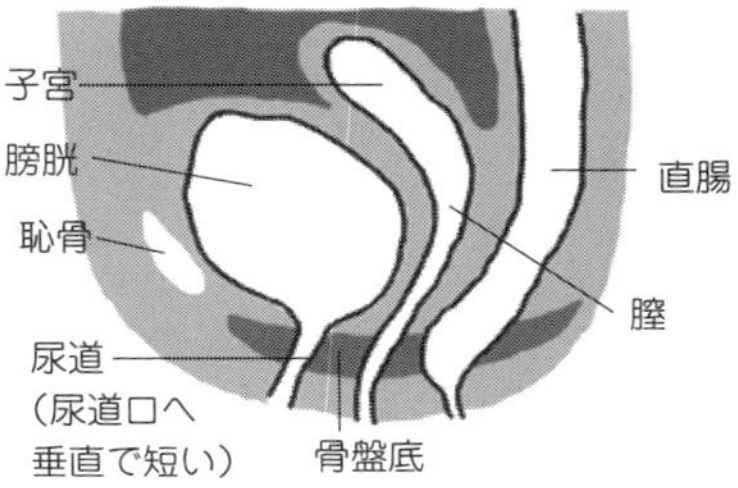

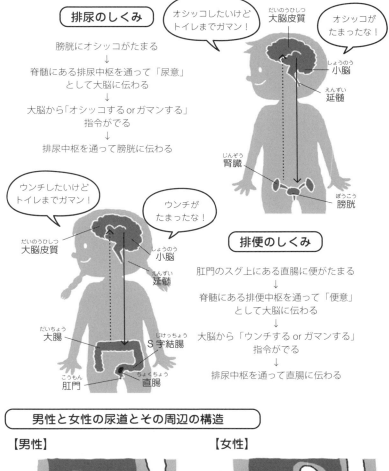

の発達も未熟であるため、膀胱と大脳の間での情報のやりとりが十分行われず、膀胱にたまると反射的にオシッコをすることが多い。そのため、月齢の低い赤ちゃんのオシッコの回数は頻回になります。個人差はありますが、オシッコでは、一般的には生後六か月ころから膀胱の容量も増えて、ある程度ためることができるようになると言われています。[1]

膀胱にオシッコがたまると、大人でもちくちくするような不快感を感じるように、赤ちゃんも同様の不快感を感じるので、「泣いて知らせる」子が多いことが、「おむつに頼りすぎない育児」の実践を通じてわかってきています。私たちは「赤ちゃんは、おむつが濡れると不快で泣く」と思ってきましたが、それだけでなく、「オシッコがしたくて泣く」という事実もあったのです。月齢が上がって、膀胱の不快感の理由が「オシッコがたまったからなんだ」と認識するようになると、だんだん泣かなくなっていきます。

★ウンチ：生後間もないころは大脳の発達が未熟であるため、大脳と直腸との間での情報伝達がまだ十分行われず、直腸にウンチがたまると反射的にウンチをすることが多く、ウンチの回数は頻回になります。[2] そしてオシッコと同じく、離乳食が始まる生後六か月ころには、大腸はある程度、便を溜めることができるようになり、排便回数が減っていきます。[3]

このようにオシッコ・ウンチとも、生後間もないころから「溜める」ことが少しずつできていき、生後六か月ころには、ある程度溜められるようになって排泄回数も減っていくのです。

途上国の田舎で、今もおむつをあまり使わずに子育てしているお母さんたちは、この事実を経験的に知っているため、生後六か月ころになると、平気な顔をして赤ちゃんをすっぽんぽんで、抱っこするのです。

3．赤ちゃんも尿意や便意をちゃんと感じている！

保健医療や保育といった子どもの専門家の間では、「生まれて間もない赤ちゃんは、尿意や便意を感じることができない」と思われてきました。保育士養成校で学び、保育園で仕事をしてきた私も、そう信じていました。しかし、「おむつなし育児」の研究活動に関わるようになって、**それは大きな間違いであることを知りました。**

排泄前の赤ちゃんの様子をよく見ていると、生後間もない赤ちゃんであっても、尿意便意を感じると、普段とは少し様子が異なる泣き方や素振りを示すことが多いのです。オシッコだと「ふぇ～ん」のような、「おっぱい」「眠い」とは少し異なる感じで泣くとか、足をバタバタさせたりします。**ウンチ**だと「**いきみ始める**」とか「**表情が固まる**」とか「**泣いて騒ぐ**」などの素振りです。明らかに、「尿意・便意を感じたために起こる生理的反応」だと言えます。

こうした赤ちゃんの排泄前に起こる反応は、おむつをほとんど使わないで赤ちゃんを育てている、途上国の田舎のお母さんたちの間では、誰でもが知っている「常識」だったりします。私たち先進国の人間は、経済発展と共に「赤ちゃんがおむつをつけることは当たり前」「赤ちゃんはおむつの中で排泄することが当たり前」と思いこむようになってしまいました。その結果、「〇歳の赤ちゃんは尿意・便意を感じないから、汚れたらおむつを替えあげていればよい。それ以上のことは考える必要なし！」という、思考停止状態になってしまったようです。二人の息子が赤ちゃんだったころの私は、まさにそんな感じでした。

4. 排泄は本来、何歳ころに自立するのか？

●人間の子どもの排泄は一歳後半～二歳前後に自立する

寝返りやハイハイや歩くようになる月齢・年齢は、昔からほとんど変化していないのに、「おむつが外れる年齢」は、どんどん遅くなってきています。東京の病院で行われた、おむつの取れた平均月齢調査[4]では、

一九六〇年時点：一歳九か月であったのが、

一九八〇年：二歳三か月

と、二〇年間の間に約半年ほどおむつの外れる時期が遅くなったと報告されています。また、

二〇〇七年の別の調査[5]では、幼稚園や保育所の関係者が、

「三歳入園・進級時におむつを使用している子どもの姿は珍しいものではなくなった」

と話しています。

立ったり、歩いたりできるようになる年齢は昔から変わっていないのに、排泄の自立だけ、どうしてこんなに遅くなってしまったのでしょうか？　人間の子どもの排泄が自立する本来の年齢というのは、一体いつなのでしょう？

これもやはり、途上国の田舎で、今もおむつらしいものをほとんど使わずに子育てしているお母さんから、その答を教えてもらうことができます。

これらの地域では、一歳半〜二歳ころには排泄が自然に自立できています。しかも、日本の家庭で行われているような必死のトイレトレーニングは、ほとんどしていません。せいぜい「トイレはあそこだよ」と、排泄する場所を教える程度です。この事実から、おむつをトイレとして使わないで、生まれた時から動物としての自然な排泄をしていると、「排泄をコントロールする機能」が自然に発達し、「歩いて、言葉が少し話せて、排尿間隔が二時間以上空く」ようになる「一歳後半から二歳前後」の時期が、排泄が自立する本来の年齢なのではないかと考えられます。

♣排泄の自立の定義

・パンツでのおもらしがほとんどない。

・自分で歩いてトイレやオマルへ行ったり、排泄したい時に周囲の大人に教える。

私は自分の『母子手帳』を今も持っています。母が大切に保管していてくれていました。その、一九六二年発行の私の母子手帳には、下図のような「精神運動機能の発達」というページがあります。赤ちゃんの発達の目安が書かれた表です。例えば、「生後六か月で寝返りをする」とか、「生後一〇か月でつかまり立ちする」等の記載があります。今の赤ちゃんとほとんど同じ発達状況です。そして、この表の一番下にある、「**生後一年六か月**」のところを見ると、「……しつけがよく行われていると、大小便をあらかじめ教える」という記載があります。五〇年以上前の日本では、今の

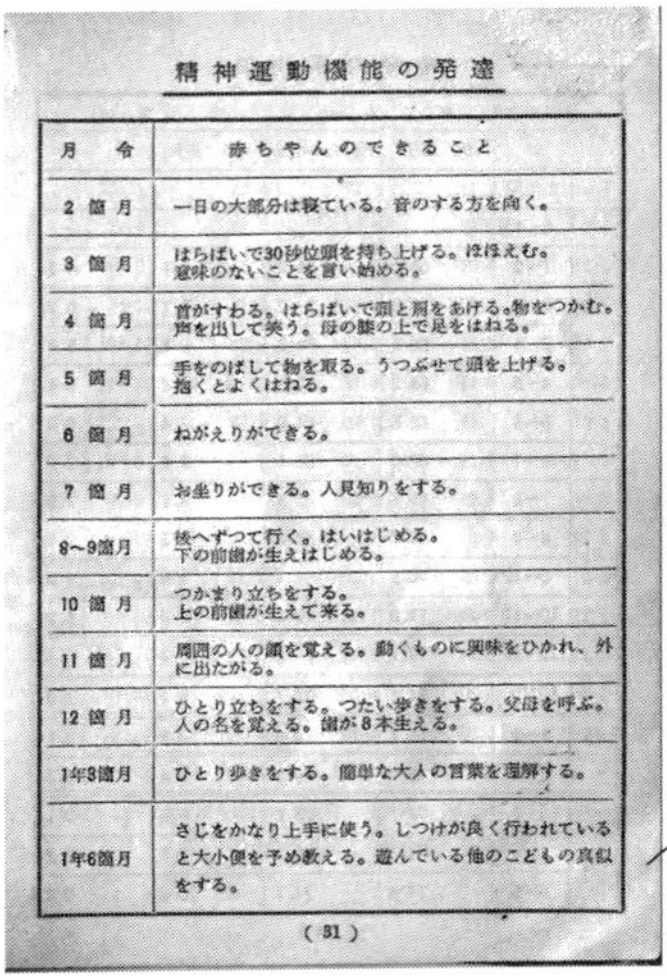

精神運動機能の発達

月令	赤ちゃんのできること
2箇月	一日の大部分は寝ている。音のする方を向く。
3箇月	はらばいで30秒位頭を持ち上げる。ほほえむ。意味のないことを言い始める。
4箇月	首がすわる。はらばいで頭と肩をあげる。物をつかむ。声を出して笑う。母の膝の上で足をはねる。
5箇月	手をのばして物を取る。うつぶせて頭を上げる。抱くとよくはねる。
6箇月	ねがえりができる。
7箇月	お坐りができる。人見知りをする。
8～9箇月	後へずつて行く。はいはじめる。下の前歯が生えはじめる。
10箇月	つかまり立ちをする。上の前歯が生えて来る。
11箇月	周囲の人の顔を覚える。動くものに興味をひかれ、外に出たがる。
12箇月	ひとり立ちをする。つたい歩きをする。父母を呼ぶ。人の名を覚える。歯が8本生える。
1年3箇月	ひとり歩きをする。簡単な大人の言葉を理解する。
1年6箇月	さじをかなり上手に使う。しつけが良く行われていると大小便を予め教える。遊んでいる他のこどもの真似をする。

(31)

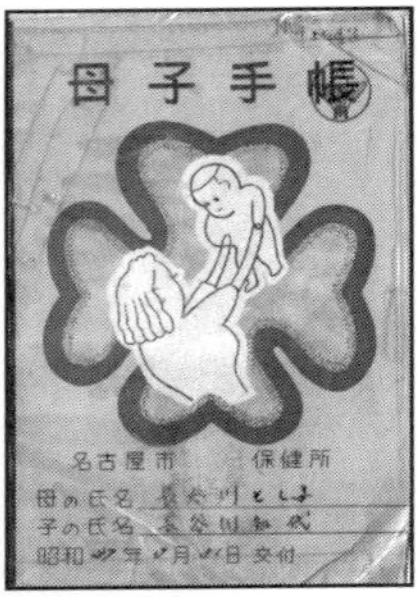

著者の母子手帳
表紙（右）と本文

「生後１年６か月の項目」

途上国の赤ちゃんとほぼ同じ一歳半ころには、「大小便をあらかじめ教える」という、排泄の自立に向けた身体能力がかなりな程度発達していたことがわかります。「……しつけがよくできていると」という意味は、おそらく、「おむつの中での排泄を当たり前にしない世話をしていると（おむつに頼りすぎない育児）」という意味ではないかと推察します。

現在の日本の母子手帳の中では、排泄コントロール能力の発達の目安に関するはっきりした記載はなく、保護者が書く記録の「四歳」のページに、やっと、「オシッコを一人でしますか?」というような質問の形で記載されているケースが多いようです。

津田塾大学の研究チームが二〇一四年に実施した、日本で「おむつに頼りすぎない排泄ケア（おむつなし育児）」を**実践した親を対象**とした調査[6]でも、昼間のおむつが外れたときの子どもの平均月齢は約一歳九か月という結果がでました。この事実から、途上国の田舎の赤ちゃんのような「すっぽんぽん」状態でなくとも、日本のような環境で普段はおむつを使いながらであっても、タイミングを見て、おむつを外して開放空間（トイレやオマル等）で排泄させていると、途上国の田舎の赤ちゃんたちのように、一歳後半から二歳前後にかけては、排泄が自立していくことがわかりました。

ところが現代の日本では、この「一歳後半から二歳前後」という時期が、「排泄の自立の出発点」になってしまっています。そして、「排泄の自立の出発点」は、三歳、あるいは四歳と、どんどん遅くなってきています。今、日本において、トイレトレーニングで悩む親子が増加する中、人間本来の排泄の自立の姿に、私たちはちゃんと目を向けるべき時期にきているのではないでしょうか。

赤ちゃんの、「寝返り」「ハイハイ」「立つ」「歩く」「言葉を話す」……といった身体能力の発達が平均よりも遅れ気味であると、「何か障害があるのでは……」と親も専門家も真剣に心配します。しかし、排泄コントロール能力については、子どものおむつ外れが遅れ気味のお母さんが専門家に相談しても、「大人になってもおむつをしている人はいないでしょ？いつか外れるから大丈夫ですよ。焦らないことが大切です」で終わりにされてしまうケースが非常に多い。お母さんはその言葉を信じた結果、三歳を過ぎて幼稚園に入るころになってもおむつが外れずに、大変なトイレトレーニングに突入し、親子ともども傷ついてしまうケースが後を絶ちません。ベネッセが二〇一二年に行なった調査では約五〇％の親がトイレトレーニングについて「とても大変」「まあ大変」と答えています。[7]

●「その子の自然な発達に任せましょう」は大間違い！

専門家と呼ばれる人々による「トイレトレーニング」の指導でよく言われるセリフが、「その子がまだ十分成長していないのに、無理におむつを外すのはよくないです。その子の自然な発達に任せましょう」というものです。私も以前は、トイレトレーニングの相談を受けるとそのように答えていました。しかし、この指導は間違っているのです。

「無理におむつを外す」と「その子の自然な成長を待つ」という箇所が、間違いなのです。まず、「無理におむつを外す」ということについて。赤ちゃんはおむつをつけて生まれてきません。「部屋や服を汚して欲しくない」という大人が無理につけたものです。赤ちゃんは本当はおむつが嫌いです。おむつを外すととてもご機嫌になって、体を伸び伸びと動かします。寝返りをうてるころになると、おむつ交換の時に再びおむつをつけようとすると、嫌がって激しく抵抗するようになります。でも、最終的には大人の力にはかなわない。赤ちゃんは「仕方ないな。大人には勝てないな。おむつの中でするしかないな」とあきらめて、その中で排泄することに慣れていく。その結果、二歳や三歳を過ぎてからトイレトレーニングを始めようとすると、今度は「おむつの中じゃないと排泄したくない！」と抵抗する子が出てくるのは、あまりにも自然な成り行きです。「しっかり溜めて開放空間で出す」という本来の「快」を知らずに育ったので、「ガマンしないでおむつで少しずつ出す方が、遊びを中断せずに済む」という「便利さ」を優先してしまうのです。

「その子の自然な発達に任せる」という専門家のセリフも、一見、赤ちゃんに寄り添っているようで、よく考えると、実は非常におかしな内容であることがわかります。「自然な発達」という表現を使うのであれば、動物である人間の子は「おむつをしていない状態」が「自然な発達」について語れる出発点です。おむつを着けていないと、身体からオシッコ・ウンチが出るという生理現象を「目で見て、皮膚で感じて、音も聞いて、臭いもして」というように、五感を使って脳が認識できます。これができない「おむつを着けた状態」は、すでに「自然でない状態」なのです。その状態から「自然な発達」は語れないのです。

というわけで、「おむつという自然に反した人工物」を、「嫌がる赤ちゃんに無理やりつけて」おきながら、「無理におむつを外すのはよくないです。その子の自然な発達に任せましょう」という専門家のセリフは、よく考えると、とてもおかしな内容であることがおわかりいただけたと思います。

関東地方のある県で、「おむつに頼りすぎない育児」に関する講座を開催した際に、参加者の一人である保健師さんが寄せてくれたつぎの一言が、多くのことを物語っています。

「ある程度の年齢になったらトイレトレーニング」という知識しかありませんでした。子どもの発達は勉強したけれど、排泄能力の発達については、大人が封印してきたことを、今日まで知らずにいました（Yさん／保健師）。

排泄の自立の遅れは、トイレトレーニングで悩む親子が増えるという問題だけでなく、本書*Part 2*でご紹介する「排泄トラブルを抱える子どもたち」の増加につながっている可能性もあります。私たちは、子どもの排泄をめぐるこのような現実ときちんと向き合い、苦しむ親子を無くすために、社会として取り組むべき時期に、そろそろきているのではないでしょうか。

5．子どもを「乳児(三歳未満)」と「幼児(三歳以上)」に分ける意味

専門家が子どもの発達を考える際に、乳児期（三歳未満）と幼児期（三歳以上）に分けて考えることが多いです。それには大きな意味があるからです。人間にとって重要な「二足歩行と乳離れ」という基本的なサバイバル能力が自立するのが二歳ころ。それ以前の乳児期は、母親的な存在による手厚いサポートがないと生きていけない時期です。それに対して幼児期とは、ある程度の環境があれば、一人でもそれなりに生き延びる能力が確立しているということです。母親の母乳以外の食物でも生きていける体になり、母乳以外の食べ物を自分で歩いて取りに行けるようになる時期です。

「三つ子の魂百まで」ということわざがあります。「三つ子」というのは、昔の数え年ですか

ら、今の満年齢で言えば満二歳くらいに相当します。このことわざの解釈は色々ありますが、私は、満二歳ころという時期が、「人間として生き延びていくための基本的な土台がほぼ完成する時期」という意味ではないかと思うのです。昔の人は経験的に、満二歳ごろまでの小さい時期が、その人の心や身体の成長に、非常に大きな意味を持つことを知っていたのです。

●ナゼ人間は排泄をコントロールするのか？

このような発達の視点から「排泄」を考えると、乳児期の終わりごろまでには、「自分が暮らす場所（巣）で垂れ流す」のではなく、「膀胱や腸にしっかり溜めて、排泄しても安全な場所でまとめて出す」というコントロールができる状態になっているのが自然である気がします。

ここで「排泄をコントロールする」ということが、私たちに意味するものを考えてみましょう。

一つは、自分の身体や、自分の暮らす「巣」を、排泄物で汚さないということがあります。〇歳の赤ちゃんだっておむつを外して排泄させると自分の身体がオシッコやウンチで汚れないように、自分で姿勢を工夫します。身体から出たばかりの排泄物はそれほど汚いものではありませんが、放置しておくと、やがてそこに雑菌やウジが湧いたりカビが発生したりして、私たちの健康を脅かします。だから私たちの祖先が樹上生活をやめてサバンナで地上生活を開始し、やがて定住生活をするようになると、「巣」を清潔に保つためにも、排泄物を膀胱や大腸に溜めて「巣」の外でまとめて出すという、身体能力を獲得していったのではないかと推察します。牛や馬などの、本来「巣」を持たない動物は、排泄をコントロールする必要がないので、溜めてだすことができず、垂れ流し状態になっているとも言われます。

私たちが排泄をコントロールするもう一つの意味は、私たちの祖先が洞窟で暮らしていたような時代に、肉食獣から身を護るためだったのではないかと想像します。ヒトの祖先が、アフリカでチンパンジーとの共通祖先から枝分かれしたのは、約七〇〇万年前と言われます。そして四五〇万年前に肉食獣に襲われるリスクが低い樹上生活を捨てて地上に降り、サバンナへ進出したのです。安全な樹上生活と異なり、地上のサバンナは、肉食獣に襲われやすいハイリスクな環境です。霊長類学者で、京都大学総長の山極寿一氏は、二〇一七年一月一日の朝日新聞朝刊「耕論」で、こんな風に書いています。

「……人類の歴史のほとんどは、肉食獣から逃げ隠れし、集団で安全を守り合う時間でした……」

そのような環境の中で排泄物を自分の巣で垂れ流すという行為は、自分の臭いをまき散らして肉食獣に見つけられて襲われてしまうという、命を危険にさらす行為です。だから、歩いて走れるようになっている二歳を過ぎたような子どもが、「オシッコを膀胱に溜めて、安全な場所でまとめて排泄する」という排泄コントロールができないということは、非常にハイリスクな行為のように思えます。
一方、私たちと同じ祖先を持つ、チンパンジーを含めたサルの多くは、動物園等で飼育する際に、「トイレトレーニングが難しい」と言われます。ちゃんと排泄コントロールができるイヌやネコよりも、ずっと知的レベルが高いチンパンジーが、「排泄物を垂れ流し」状態であるのは、おそらく、安全な樹上生活を続けてきた彼らにとっては、排泄をコントロールする必要性がなかったので、排泄関連の身体のつくりが、そのように発達しなかったからなのではないかと推察します。那須にあるモンキーパークのスタッフもブログでこんな風に書いています。

〈那須モンキーパークスタッフのブログ（二〇一一年三月一日）〉

……お猿さんにトイレトレーニングをするのはちょっと難しいです。直腸に便がたまれば出すので、要するに垂れ流しという感じで排出しています。もともと樹上生活ですし、犬や馬のように便や尿を他の目的*で使うようなことはあまりしません。
（*筆者注「他の目的」とは動物の「排泄物による臭い付け」などの行動だと思われます。）

voice 清水彩子さん・保育士　四三歳／長男一四歳、次男一二歳、三男八歳、四男二歳

◎保育士として約一八年間勤務。四人の息子の子育て中。

●長男、次男、三男は布おむつ。でもおむつ外れは早くなかった

長男、次男、三男には布おむつを使いましたが、全員おむつが外れたのは三歳くらいでした。布おむつを使っていると、「早く外れるでしょ？」と聞かれますが、決してそうではなかったのです。私はそれよりも、「布おむつが好きだから」という理由で使用しました。だから、三人の息子のトイレトレーニング時には、他の多くお母さん同様に、「上手くいかなくてイライラ」しながら苦労した記憶です。

そして、三男のトイレトレーニングの時に、『赤ちゃんにおむつはいらない』（勁草書房）の本に出会って読んで、大きな衝撃を受けたのです！　私は布おむつを使って、子どもに寄り添った子育てをしているつもりだったけれど、ちゃんと寄り添えていなかったという衝撃の事実に、気づいてしまったのです。「子どもにとっての本当に気持ち良い排泄」を、私は理解していなかったのです。

本を通じて知った「おむつに頼りすぎない育児」という知識は、三人の子どもには使えなかったけれど、保育士として「せめてこれを仕事に生かしたいな」と考えました。そう

したら、久々に○歳児クラスの担任をさせてもらえることになって、もう嬉しくて！　○歳からトイレやオマルなどの、「おむつの外で排泄する」ことは特別なことじゃない。そういう意識を持って保育に取り組むことができました。

●四男でおむつなし育児にチャレンジ！

そしたらなんと、その年に、まさかの四男を妊娠！　もちろん四男には、生後二〜三か月から、ホーローオマルにささげて排泄させました。生後数か月の小さな赤ちゃんなのに、ホントにオマルで出すんですよ！　ウンチもオマルでできるんです！　その姿がとにかく可愛くて。見ているだけで嬉しくて。自分が喜びをもらう、みたいな感じで。こんな小さな赤ちゃんが、オシッコやウンチを気持ちよさそうに出している姿が、大人をこんなにも幸せな気持ちにするっていうのは、本当に大きな発見でしたね。

その後、ハイハイしたり、つかまり立ちしたりと動けるようになってからも、私の余裕のある時には、トイレやオマルでの排泄を続けました。でも、本を読んだ知識だけでやっていることに、ちょっと限界を感じ始めていたころ、近くで開催された「おむつなし育児アドバイザー」の講座を受講。四男が生後九か月のころでした。講座を受講してやっと、本で読んだ知識を自分の中に落とし込むことができて、よりスムースに実践できるようになりました。「できるだけおむつの外でする回数を多くしてあげたい」という気持ちもより強くなって、おむつを外す時間を少し増やしてみたり、オマルやトイレ以外の、色々な

「開放空間」でさせてみたり。途中、「オマルはイヤイヤ」な時期もあったけど、それほど大変だとは感じなかったですね。

●排泄に「失敗」なんかない！

おむつなし育児アドバイザーの講座を受講して、一番、心に響いたのは、「排泄に失敗はない」という言葉です。なんだか救われた気持ちになりました。紙パンツの中でしても、布おむつでしても、布パンツで漏らしても、おむつ外したら床でシャーっとしちゃっても、「失敗」って思わなくていいんだ！　とわかったことで、とても心が楽になりました。よく考えてみたら、排泄は自然な生理現象なのに、それを「失敗」「成功」って評価するのは大人の勝手な都合で、子どもに対して失礼ですよね。

家で、四男が布パンツでおもらししちゃった時、以前だと兄たちは、「あ〜！　失敗しちゃったよ！」と騒いでいました。私は、「それは失敗じゃないんだよ。動物として自然なことなんだよ。そういう経験をたくさんしながら、トイレですることを覚えていくんだよ」と伝えました。すると兄たちは、「パンツで漏らしたことが失敗じゃないって、どういうこと？」とけげんな顔をしていましたが、やがて、四男がパンツで漏らした時でも、ニコニコして「でたね〜。よかったね〜」と対応するようになってくれました。私はそれがすごく嬉しくて。家族みんなで、四男の気持ち良い排泄に寄り添うと、温かくて幸せな雰囲気が家庭内にできていくんです。

●四男は生後一〇か月で布パンツに

生後一〇か月ころから、家では布製のトレーニングパンツを着用しました。保育園のような環境なら、布パンツで床にジャーっと漏らしても、後始末はそれほど大変じゃない。でも家の場合は、家具やカーペットがあったり、他の家族の暮らしもあるので、ある程度のオシッコは吸収してくれて、でも濡れたらすぐわかる布製トレーニングパンツは重宝しましたね。Kuccaというメーカーの布製トレーニングパンツを使っていたのですが、薄手だけどそこそこの吸収力があって、とても使いやすかったです。

満一歳で通い始めた保育園では、最初は「布おむつで登園して下さい」と言われたのですが、一歳四か月ころには、ほとんど漏らさないことが理解されて、布パンツ登園の許可をもらえました。その四男も、今は満二歳になり、家でも保育園でも布パンツで、トイレで排泄できます。もちろん、まだまだ小さいので、遊びに夢中になっていたり、体調が不安定な時には、たまにおもらしすることはありますよ。

そういう「パンツでおもらしし」しちゃった時、二歳の四男は、「自分で後始末するんだ！」という勢いで、古い布おむつを持ってきて、自分で床を拭いています。私が手伝ってあげようとすると、「ブンで！　ブンで！（自分で自分で！）」と言って、「余計な手出しをしないで！」と怒るんです（笑）。つたない片言の言葉で、彼なりに懸命に自己責任をとろうとする姿が、なんだかすごく可愛くて（笑）。

●保育士として伝えたい――子どもは無力な存在ではない（トイレトレーニングは不要）

私が勤務する保育園では、二歳児は布パンツを着用します。また二歳児クラスでは、時間を決めた一斉排泄をやめました。お散歩にでかける前やお昼寝前に、「オシッコしたい人はトイレに行っておいでね」という声かけは一応するのですが、「行きたくない子は、行かなくていいよ」と伝えます。この一斉排泄をやめた時、職員の中には、最初、戸惑う人もいて、定着させるのに少し時間がかかりました。

でも、二歳になっていれば、オシッコを溜めて出すという、排泄をコントロールする能力はかなり発達しているので、子どもを信頼して、子どもの判断に任せても大丈夫なのです。大人が子どもを信頼することで、「自分で行きたい時に行く」という感覚が育っていくのです。保護者にもそれを伝えたら、理解してくれる人も増えてきて、紙パンツではなくて布パンツで登園・降園してくれるようになっていきました。

私は、この「おむつに頼りすぎない育児」を通じて、子どもとの本当のかかわり方を学ばせてもらった気がします。それまでの、「子どもは無力な存在なので、大人が指示し導いてあげなければならない」という思い込みから自由になって、「子どもが本来持って生まれた力を、どう伸ばしてあげるかが大切だ」ということに、気づけた気がします。大人が余計な手出しやコントロールをしてしまって、知らないうちに子どもの力をつぶしていることがたくさんあるかもしれないな、と思うようになりました。排泄の自立もその一つ。

生後間もないころから、可能な範囲で「おむつの外での自然な排泄」をして育った四男には、上の息子たちにしたような「トイレトレーニング」をした感覚がないのです。四男は本当に自然な形で、トイレでするようになりました。

一般的なトイレトレーニングをしようとすると、「いつから始めるか?」ということで、断乳のような、「一大決心して、一歩踏み出す」みたいな、「自分と子どもとの関係を、頑張ってステップアップさせる!」みたいな、そんなプレッシャーを親は感じます。それくらい、トイレトレーニングは、親が一大決心をして臨む大きなイベントなので、親子間での様々な葛藤や駆け引きがあります。上の三人の息子たちとのトイレトレーニングは、まさにそういうものでした。でも「おむつに頼りすぎない育児」をして育った四男との間には、そういうものが全くなかったのです。日常の生活の中で、私ができる範囲での「自然な排泄」をさせてきて、その延長線上で、気がついたら、「結果として、一歳半で布パンツをはいても漏らさなくなっていた」という感じなのです。

そんな私も、そして主人も上の息子たちも、四男の子育てを通じて、「赤ちゃんにはおむつが当たりまえじゃない」という、子どもが持つ本来の能力を信じて伸ばしてあげることの大切さを、教えてもらった気がします。私たちが経験させてもらったことを、一人にでも多くの人にわかってもらえたら嬉しいですね。

6. 〝排泄が自立する〟ってどういうこと？

途上国の農村部では今もトイレトレーニングという概念がないのはなぜか？

ちょっとここで、「おむつが外れる」ということを、あらためて考えてみたいと思います。

私が国際協力の仕事をしていたとき、途上国の田舎へ行くと、今も、「トイレトレーニング」という概念がない地域がありました。そういう地域で「子どもにトイレトレーニングをしますか？」と聞くと、「なんですか、それ？」という具合に聞き返されるのです。

これを理解するには、日本で考える「おむつが外れる」ということが、実は、二つの要素から成り立っていることを認識する必要があります。排泄をコントロールする内臓感覚の発達という「身体能力」に関わる要素と、トイレという決まった場所で排泄するという「社会的ルールの学習」に関わる要素です。

♣おむつが外れる＝①身体能力の発達＋②社会的ルールの学習

(1)身体能力（内臓感覚）の発達

人間の赤ちゃんも他の動物と同様に、生まれた時から「開放空間で排泄する」という能力を持って生まれてきます。赤ちゃんのおむつを外した時に、反射的にオシッコをピューっと飛ばしてしまう、あの能力です。生まれた時から「オシッコがたまった時の膀胱の不快感」と、「たまったオシッコを出す時の快感」をしっかり感じて育ち、やがて「オシッコが体外へ排出される現象」を目や皮膚や耳といった五感で認識するようになると、様々な情報と経験がだんだん統合されて、最終的に「しっかりためて、開放空間に向かって気持ちよく出す」という内臓感覚が発達していきます。直腸にたまるウンチも同様です。これらの身体能力は、健康な赤ちゃんであれば、本来自然に発達していくものです。大人側からの意図的なトレーニングなしに、ハイハイしたり歩いたりできるようになることと同じです。この、排泄に関わる身体能力の自然な発達を保障するのが「おむつに頼りすぎない育児」だといえます。今もおむつらしきものをほとんど使わないで、〇歳から自然な排泄をして育つ発展途上国の田舎の子どもたちの排泄コントロール能力は、一歳後半から二歳前後ころにかけて、かなりな程度自然に確立されていきます。

解剖学者の三木成夫《しげお》氏は、子どもの排泄能力の発達について、次のように書いています。

> 膀胱は直腸と共に、中身が詰まると収縮する。この感覚は、尿意・便意となって意識に上るが、おしめのとれた幼児たちは、それを自分で覚えるまでに失敗を積み重ねてい

く。この中身の刺激による内臓の収縮は、内臓感覚の一方の柱をつくるが、これを素直に受けとめる感受性は、この時に養われていく。

（三木茂夫著『内臓のはたらきと子どものこころ』築地書館）

三木氏が書いている「失敗を積み重ねていく」というのは、「パンツでおもらしする」という意味だと想像します。「おもらし」というとネガティブに聞こえますが、それは赤ちゃんが、自分の身体から排泄物が出るという現象を、目で見て、皮膚で感じて、耳や鼻でも感じて……という、「排泄を五感を使って脳が認識する」貴重な機会なのです。「排泄」という生理現象を脳がしっかり認識して初めて、大脳と膀胱の間での情報のやりとりが行なわれ、排泄をコントロールする感覚が育っていくのではないでしょうか。

(2)社会的ルールの学習

「身体能力」に対して、「トイレ（オマル）で排泄する」という行為は、大人が決めた「社会的ルール」として学習しなければならないものです。「おむつが外れる」ことの二つ目の要素になります。○歳のころからオマルやトイレ等の「開放空間」での自然な排泄をしている赤ちゃんの様子を見ていると、○歳の月齢の低いころは、オマルやトイレのことを、「排泄場所」というよりは、もっとぼんやりした「嫌いなおむつから解放されて気持ちよく排泄できる機会」程度に認識しているように見えます。やがて、ハイハイやつかまり立ち等ができるようになって「どこに何があるか」という空間認識が進み、「オマルやトイレ」を「場所」として認識できるようになると、自分の意志に反してそこに座らされることに抵抗するようになります。いわゆる「**イヤイヤ期**」です。その様子を見ていると、「自分の好きな場所で自由に排泄したい」というのが、人間本来の自然な欲求である印象を受けます。私たちの祖先が安全かつ好きな場所で自由に排泄していた本能が、まだ私たちの中に残っているために、自分で動けるようになると、それが現れてくるのではないかと思うのです。

自然豊かな環境の中で子どもが育っている、五七頁にでてくるカオハガン島のような場所の赤ちゃんには、この「イヤイヤ期」がほとんどありません。自然豊かな途上国の田舎には、今でも、私たちがイメージするようなトイレが各家にないところが多い。そうした地域では、屋外の適当な場所（砂地）で、自由に排泄することが可能です。特に小さい子にとっては、「トイレという大人が決めた場所で排泄する」というのは、もう少し大きくなって、社会的ルールを無理なく理解できるようになってから、自然に覚えればよいと考えられています。「人前で排泄するのは恥ずかしい」「排泄物はトイレでまとめて管理する方が衛生的」ということが頭で理解できるようになってから、トイレを使用すれば良いという、おおらかな考え方です。そういう地域では「おむつ外し」の一つめの要素である「オシッコ・ウンチを膀胱や腸にためて、自分の家の外でまとめて排泄する」という「身体能力」が発達したら、排泄の自立は完了なのです。だから、排泄の「身体能力」が自然に発達する途上国の地方で育つ子どもたちには、トイレトレーニングが必要ないのです。だから「イヤイヤ期」がほとんどないのです。身体能力さえちゃんと発達していれば、成長してから「トイレという決まった場所で排泄する」という「社会的ルール」を頭で理解して実行するのは、それほど難しいことではありません。

子どもの排便を専門とする小児外科医の中野美和子氏も次のように書いています。

条件がある程度整った上で、排泄はトイレでするのだ、という社会的ルールを学ぶのです

（中野美和子著『赤ちゃんから始まる便秘問題』言叢社）

中野氏が書いている「条件がある程度整った上で」の意味は、「一人歩きができて、『ちっち（オシッコ）』のような片言が話せて、そして、排泄に関する身体能力（しっかり溜めて開放空間で排泄できる）が発達した上で」という意味だと思います。

排泄物のコントロールが徹底していて「排泄は必ずトイレでする」ことになっている日本

のような先進国では、幼い子であっても「トイレという大人が決めた場所で排泄する」ことを、社会から強く求められます。そうした日本において「〇歳からの自然な排泄」を実践したお母さんたちの多くが、「トイレトレーニングはそれほど大変ではなかった」と言います。〇歳からおむつの外での「自然な排泄」をしていると、排泄の自立に関する「①身体能力の発達」が自然におきるため、歩けるようになるころに「②社会的ルールの学習」だけをさせればよいので、「トイレトレーニングが比較的楽だった」と感じるのです。これに対して、二歳や三歳を過ぎてから一般的なトイレトレーニングを始める場合は、「①身体能力の発達（ためて開放空間で一度に排泄する）」と「②社会的ルールの学習（トイレやオマルという大人が決めた場所で排泄する）」を一度にやらなければならない。だから「二歳や三歳過ぎてからのトイレトレーニングは大変！」となってしまうのです。子どもの中には、三歳くらいになって、①②を同時にサラッとできてしまう子がまれにいます。しかし多くの子はなかなかそうはいきません。生まれてから何年もの間「おむつという閉鎖空間でチョロチョロ排泄する」ことを身体が学習してしまった子の中には、「ためて、開放空間で一度に排泄する」という「①身体能力」を取り戻すのに長い時間がかかる子が少なくありません。

エピソード・途上国での〝〇歳からの自然な排泄〟

●フィリピン・カオハガン島①

フィリピンのセブ沖に、「カオハガン島」という小さな島があります。珊瑚礁と大きな空。広い海と白い砂浜に降り注ぐ澄んだ太陽。島を吹き抜ける風。カオハガン島はそんな豊かな大自然に抱かれています。

私はこの島に「リアルおむつなし育児アイランド」と名付けて、日本人の方をお連れするツアーを毎年夏と冬の二回行っています。

カオハガン島には約六〇〇人の島民が、この豊かな自然と共に暮らしています。自然の恵みを感謝と共にいただき、必要以上は採らず、皆で分かち合う穏やかな日々。生活に必要なものは身近な材料で器用に作ってしまう島民たち。そんな大人の姿を見ながら成長する子どもたちは、手伝いや遊びを通じて、自分たちが生きていく知恵と技術を自然と身につけていきます。

島では、紙おむつも売られるようになってきています。しかし、現金収入の少ない島民は、紙おむつが数十枚入ったパッケージを買うお金はありません。島内に何軒もあるサリサリ・ストア（食品や生活用品などなんでも売っているお店）で、一枚ずつバラ売りしています。

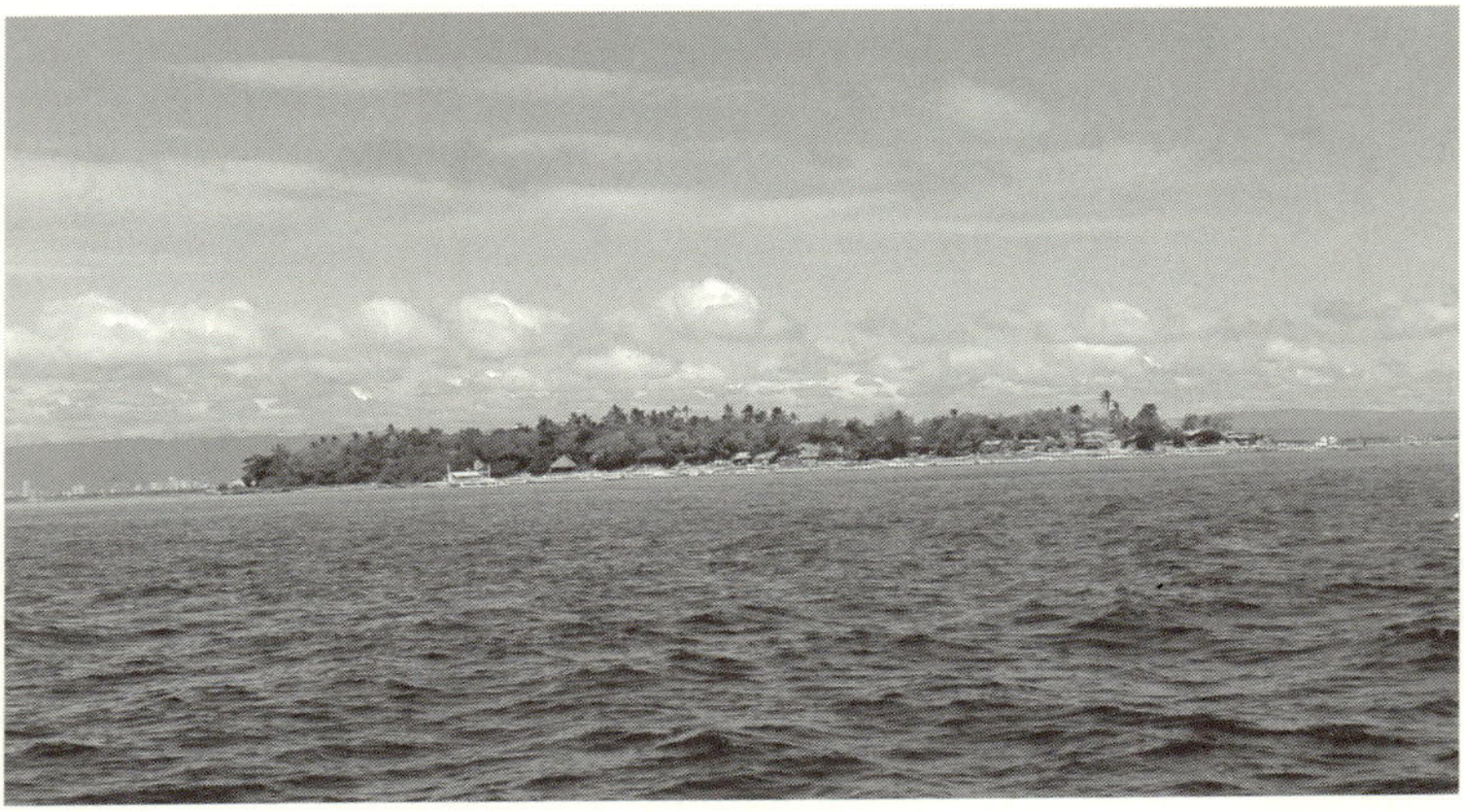

上：島風景（島全体）
中：島の女の子

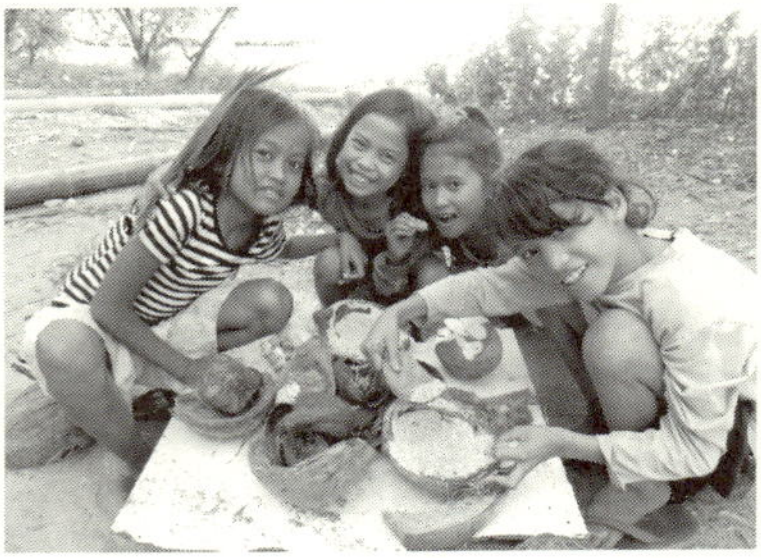

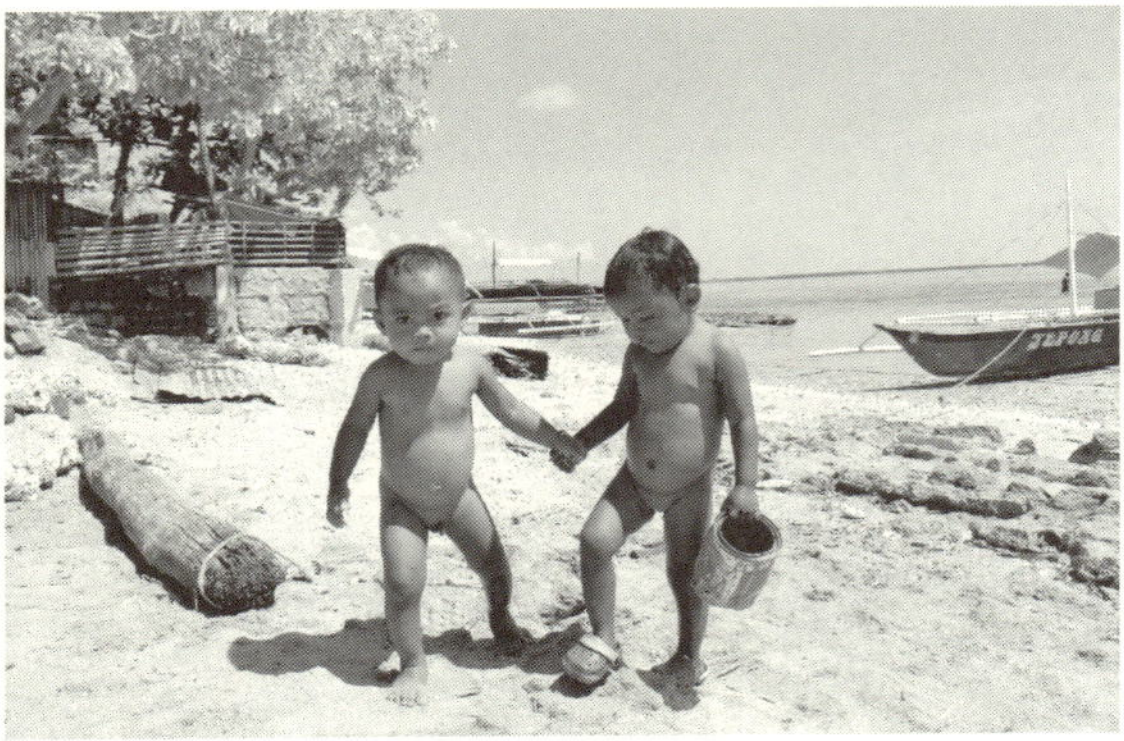

島の男の子

そんな紙おむつは、多くの島民にとっては高価なゼイタク品。常に紙おむつを着けている子は少数で、ほとんどの赤ちゃんは生後数か月になると、昔ながらの「下半身すっぽんぽん」で世話されています。

カオハガン島には助産師／看護師のエマさんが暮らしています。医師がいない島で、島民が信頼を寄せる貴重な医療従事者です。ある時エマさんに、「島では子どもたちに、トイレトレーニングをしますか？」と尋ねてみました。するとエマさんは言いました。「いや、そんなこと、特にやらないね……必要ないもの……。あ、いやいや、そういえば、一つ教えることがあるかな。それは、歩けるようになった子に、『トイレはあそこだよ』って、トイレの場所を一応教えることだよ」。

カオハガン島には、各家にトイレはありません。島の住民が共同で使用するトイレが、島に数か所あるだけです。それも、つい二〇年くらい前に作られたもので、それ以前には、島には、他の途上国の田舎と同様に、「トイレ」がありませんでした。木陰や海の中を、「トイレ」として使っていました。しかし、二〇年ほど前から島の人口が急増してきたため、感染症対策として、共同のトイレが島に数か所設置されました。

でも、小さな子どもたちは、共同トイレを使うことを期待されていません。島では今も、ほとんどのエリアが砂地なので、歩けるようになった子どもは、オシッコやウンチがしたくなったら、家の外へ出ていって、砂地で排泄します。ウンチを砂地でした場合は、「穴を掘って埋める」という島のルールがあるので、大人がそうするのを見て育つ赤ちゃんたちは、一歳過ぎて歩けるようになると、自分が砂地でしたウンチの上に砂をかけようとする微笑ましい姿を見せてくれます。そして、時々大人から、「トイレはあそこだからね」と教えられて育ち、ある程度の年齢になると、自然に共同トイレを使用するようになっていきます。日本で私たちがイメージするような「トイレトレーニング」というものは、存在しないのです。

●フィリピン・カオハガン島②ハル君の話

カオハガン島には、ユウコさんという日本人女性が暮らしています。ユウコさんは京都大学農学部に在学中、スタディツアーで「何もなくて豊かな島」として有名なカオハガン島を訪れ、カオハガン島についての卒業論文「学び合う観光〜フィリピン・カオハガン島が世界に投げかける〝豊かさ〟への問い〜」を執筆。大学卒業後、日本国内の企業数社で人材マネジメントや教育系の実践を積んだ後、カオハガン島に移住。現在は島の宿泊施設、カオハガン・ハウスで、マネージャーとして働きながら、スタディツアーのコーディネーターも務めています。

ユウコさんは二〇一四年に島の男性と結婚し、二〇一五年に第一子、ハルくんを出産。島

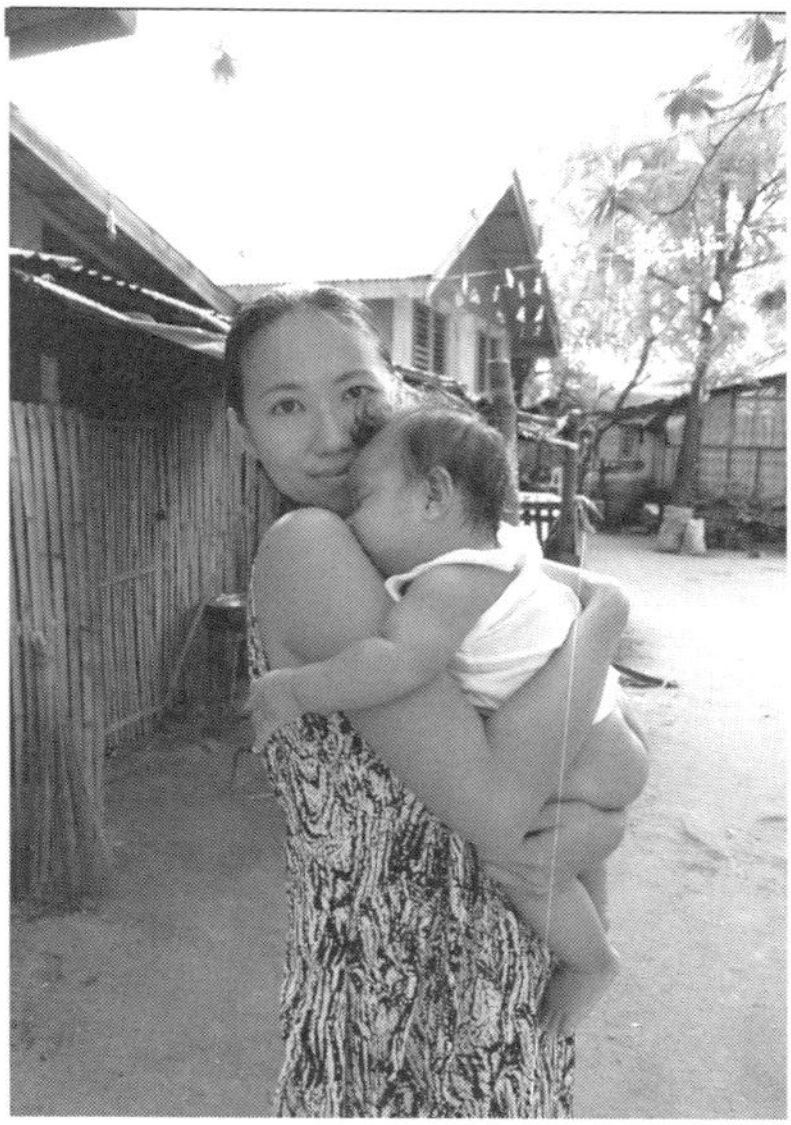
ユウコさんとハル君（生後５か月）

の住民の大きな愛に包まれ、人間的で豊かな心が育つカオハガン島で「家族を持ち、子どもを育てる」という夢を実現中です。

ハル君は、現在、満二歳。〇歳のころには、紙おむつを使うこともありましたが、島の他の子と同じように「おむつを全くつけないで自然な排泄をする」という経験もたくさんして育ちました。ユウコさんや他の大人が、おむつをつけていないハル君を抱っこしていて、ハル君がオシッコやウンチをしたそうになると、抱きかかえて砂地で排泄させるという、人類が昔からやってきている、とてもシンプルな方法です。トイレトレーニングではなく、ただ単に「ハル君が、開放空間で自然な排泄をするために、大人が介助する」というだけのことです。

そうして育ったハル君は、生後六か月になるころには排泄回数が減って、オシッコやウンチを「ある程度ためて出す」ことができるようになっていきました。そして「時々は紙おむつを使うこともあるけど、日中はだいたい〝おむつなし〟で育った結果、一人歩きができる

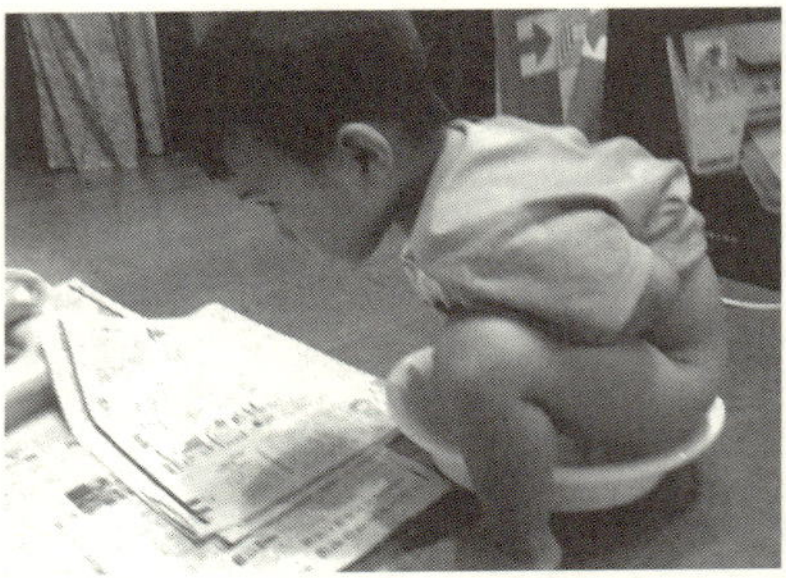

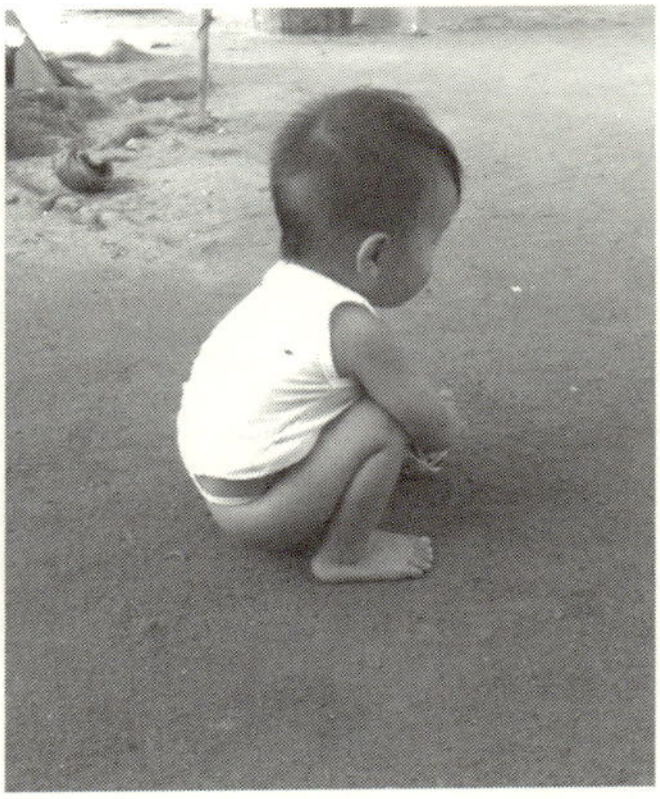

右：島の屋外でウンチ、１歳５か月
左：日本の家でオマル代わりの洗面器でウンチ、２歳５か月

ようになった満一歳ころには、オシッコやウンチをしたくなると、自分で歩いていって、屋外の砂地で排泄するようになりました。ウンチをした後は、大人のマネをして、近くに落ちている棒切れを拾ってきて、自分のウンチに懸命に砂をかけるという可愛い仕草もします。カオハガン島では、ハル君のような小さな子どもは、島の共同トイレを使うことを期待されていないので、排泄の自立はこんな感じで自然に完了していきます。

ハル君が一歳一〇か月だった時のことです。ハル君はユウコさんに連れられて、一か月ほど日本へ里帰りしました。日本では、島にいる時のような「公共の場でおむつを外してスッポンポン」は許されないので、紙おむつを着用して過ごしました。けれど、特にウンチはおむつの中でするのがどうしてもイヤだったようで、ウンチをしたくなると、母親のユウコさんに目で訴えて、手を引いてトイレやオマルがある場所へ連れていき、「おむつを外してここでウンチをさせてほしい」と仕草で伝えました。一歳一〇か月のハル君は、トイレトレーニングなどしていないのに、日本にいる間は、自らトイレやオマルでウンチをしたのです!

ハル君やカオハガン島の子どもたちのように、〇歳のころから、〝おむつの外〟という開放空間で排泄し、オシッコやウンチが身体から出るという生理現象を五感を使って脳が認識して育つと、「オシッコ・ウンチをある程度ためて、開放空間で出す」という身体能力は、本来、自然に育っていきます。そして、身体能力さえ育っていれば、一歳後半ころになって社会性を学び始めるころには、他の人を模倣して、トイレで排泄するようになるのです。特に〝トイレトレーニング〟などしなくても。

カオハガン島:フィリピンセブ島沖、ラプ=ラプ市のオランゴ環礁に属する島のひとつ。
参考文献:『何もなくて豊かな島―南海の小島カオハガンに暮らす』崎山克彦著(新潮社)

7. どうして昔は一歳前後におむつが外せていたの?

「おむつ外し」と「排泄の自立」は別のこと

お年寄りが「昔は一歳のお誕生を過ぎたらおむつは外していて、二歳になる前には、日中それほどにおもらししなくなっていたのに……」と言うのを耳にしたことはありませんか?

明治生まれの私の祖母も、その一人でした。今は天国にいますが、私の二人の息子が赤ちゃんだったころ、まだ元気だったので、時々、幼い二人の息子の世話をしてもらっていました。

そして、満一歳を過ぎた息子がおむつを当てているのを見ると、祖母はしばしば、「昔は一歳のお誕生を過ぎたらおむつを外していたのに、あなたはいつまでつけているの？　だらしないね。かわいそうだから、早く外してあげなさい」と言ったものです。当時は、「おむつに頼りすぎない育児」のことなど知らない私でしたから、祖母からそう言われると、「おばあちゃん、何言ってるの！　まだ一歳なんだから、自分でトイレに行けるワケがないでしょ！　そんな小さい子のおむつなんて、外せるわけないじゃない！　おばあちゃんさぁ、歳をとって記憶があいまいになって、昔の話を大げさに言ってるんじゃないの？」と、反論していました。しかし、今なら、祖母が何を言っていたのか理解できます。私は当時、「排泄が自立する」ことと、「おむつが外れる」ことを、「同じ」と考えていたのです。でも二つは別々のことだったのです。

「排泄の自立」というのは、子どもが自分でトイレやオマルへ行けるとか、排泄したい時に周囲の大人に伝えるようになることを意味します。それには、子ども側の身体能力が整っている必要があります。一人で歩いて、言葉を少し話して、排尿間隔が二時間以上空く、という身体能力です。この能力が育つのは、個人差もありますが、だいたい一歳後半から二歳にかけてです。

一方、**「おむつ外し」**は年齢や月齢に関係なくいつでもできます。なぜなら、赤ちゃんはおむつをつけて生まれてきたわけでなく、大人の「家や服を汚されたくない」という都合で、大人がつけたものだから。つけたのが大人なので、外すのも大人です。なので、大人が「外そう！」と思えば、いつでも外せます。子どもが自ら「そろそろ、おむつは外したいです。トイレでするから」と言うことは、まずありません。赤ちゃんの世話をする大人が、「ウンチやオシッコのタイミングがだいたいわかってきて、しそうな時にはオマルやトイレへ連れていけることも増えてきたから、日中、家に居るときなら、おむつを外して布パンツにしてもまあ大丈夫かな」と思ったら、いつでも外せるのです。

そう、私の祖母のようなお年寄りが「……昔は一歳のお誕生日を迎えるころにはおむつを外していたのに……」と言っていたのは、「昔は一歳までに排泄が自立していた（一人でトイレに行けていた）」という意味ではなく、「一歳ころには大人がおむつを外してあげていた」という意味だったのです。

8.「おむつの外でオシッコ・ウンチする」ことは、トイレトレーニングではない

カオハガン島の例でもみたように、経済発展が遅れていると言われる国や地域では、今もお

むつらしきものをほとんど使わずに子育てしている人が少なくありません。そこで育つ赤ちゃんは、おむつを使わないのですから、自然な成り行きとして、排泄は屋外の「開放空間」でします。この赤ちゃんたちは、トイレトレーニングをされているわけではなく、哺乳動物として自然な「開放空間で排泄している」だけのことです。ところが、現代日本で暮らす私たちは、「赤ちゃんはおむつの中で排泄するもの」と思いこんでいるために、「おむつの外（開放空間）で排泄させること」＝「トイレトレーニング」だと勘違いしてしまっています。だから、「〇歳からオマルやトイレで排泄」を実践するお母さんたちが「早期トイレトレーニングをしている」と誤解されて、「赤ちゃんがかわいそう。赤ちゃんを虐待しているのではないか?」と批判されたりするのです。それはもう、全くの誤解で、ただ単に、「開放空間（おむつの外）で動物として自然な排泄ができるように大人が介助している」だけのことなのです。

数十年前までは日本でも、トイレでない場所、「屋外の土の上」で排泄するというのは、普通のことでした。小さい子どもが、家の軒先や庭や、河原で抱えられて、「シーシー」というかけ声と共に、「やり手水《ちょうず》」のスタイルでオシッコさせてもらうのは、よく見る光景でした。

しかし、経済発展が進んで、街中がアスファルトで舗装されて、水洗トイレが普及して、私たちの清潔志向が強まると、「オシッコ・ウンチをする場所はトイレ」と限定されていきます。その結果、「開放空間（おむつの外）で排泄する」＝「トイレで排泄する」＝「それはトイレトレーニング」＝「二歳前からの無理なトイレトレーニングは子どもの心を傷つけるからやってはいけない」という誤った図式が、私たちの頭の中に出来上がってしまったのです。

ほうこく　A保育園とB保育園における排泄自立訓練の比較研究

二〇一二年に発表された「保育園における幼児の排泄自立とトイレ環境・排泄援助の影響」の調査によると、AとBの二つの保育園の一歳児クラスで排泄の自立指導を進める際に、A保育園では「布パンツをはかせて、床でおもらしすることを当然のことと捉えて対応する」というやり方で、一方B保育園では、「おもらししたことに対して子どもが羞恥心をいだかないよう、布パンツの上からオムツを重ねて履かせる」というやり方で行ったところ、「A保育園の一歳児の方がおむつが外れるまでの期間が早かった」という結果が出た。このため、「布パンツの上にオムツを重ねてはくことは、幼児が排尿感覚に敏感になる機会を妨げていたかもしれない」と結論づけている。

出典：村上智子「保育園における幼児の排泄自立とトイレ環境・排泄援助の影響」『東北文教大学・東北文教短期大学部紀要(2)』、二〇一二年、二五―四〇頁。

◉参考文献

1. 三砂ちづる著／中野美和子 医学監修／和田智代 実践指導『五感を育てるおむつなし育児』主婦の友社、二〇一三年、二一頁参照。
2. 前掲書、二三頁参照。
3. 中野美和子著『赤ちゃんからはじまる便秘問題』言叢社、二〇一五年、二八頁参照。
4. 高橋悦二郎「ネオネイタルケア最前線 新生児とおむつ 育児とおむつ」『NICU』五巻一〇号、一九九二年、八一四―八一八頁。
5. 金山美『上田女子短期大学紀要』三〇号、二〇〇七年、四九―五九頁。
6. 須藤茉衣子・笹川恵美・吉朝加奈・松崎良美・松本亜紀・三砂ちづる「「おむつなし育児」をすると子どものおむつは早く外れるのか？」『民族衛生』八二巻四号、二〇一六年。
7. http://benesse.jp/kosodate/201301/20130129-1.html.「トイレトレーニングは大変！」精神的に追いつめられる！？親の約半数が。

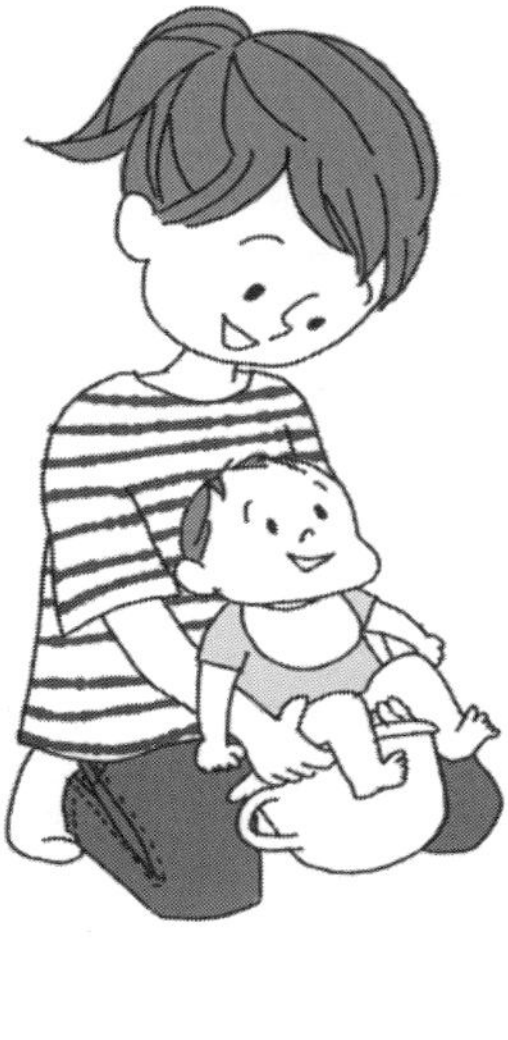

2章　赤ちゃん、排泄のお世話の歴史

え！　そういうことだったの！
どうして誰も教えてくれなかったの！

1．人類が昔からやってきた「おむつに頼りすぎない排泄のお世話」

●発展途上国での排泄のお世話

1章でも触れたとおり、経済発展が遅れていると言われる国や地域では、私たちがイメージする「おむつ」のようなものはほとんどつけずに育つ赤ちゃんが、今もたくさんいます。オシッコやうんちを一日に何回もする生後間もないころは、紙おむつや、あるいは家にある適当な布や、日本の「ふんどし」に似た薄い布で下半身を覆ったりすることはあります。[◉1] しかし月齢があがって、オシッコやウンチの回数が減るにつれて、そうしたものもだんだん着けなくなり（生後六か月ころ）、下半身すっぽんぽんや、全裸の状態で抱っこされたりします。そしてお母さんは、赤ちゃんの排泄したそうな表情や動きを察知すると、抱っこから降ろして「シーシー」させます。こうして、生まれたころから自然な排泄をして育つ赤ちゃんは、一歳の後半ころになると排泄が自然に自立していきます。これが人間の赤ちゃんの、排泄をめぐる本来の発達の姿なのです。

●昔の日本の排泄のお世話

日本で布おむつ的なものが使用され始めたのは、江戸時代ころと言われています。経済的に余裕のある商人や武士の家庭で、使用され始めたようです。一般家庭でも広く使用されるようになったのは、つい百年くらい前の、明治以降だと言われています。なぜなら、おむつ等の布製品は、昔は非常に高価だったので、国民の大半が貧しかった当時の日本の一般家庭では、赤ちゃんのおむつに使ってもいいような布を十分に持っていなかったからなのです。カナダで出版された『○歳からの自然な排泄』[2]の本にも、歌麿の描いた上図のように「日本も昔はおむつなどしないで、排泄させていた」と紹介

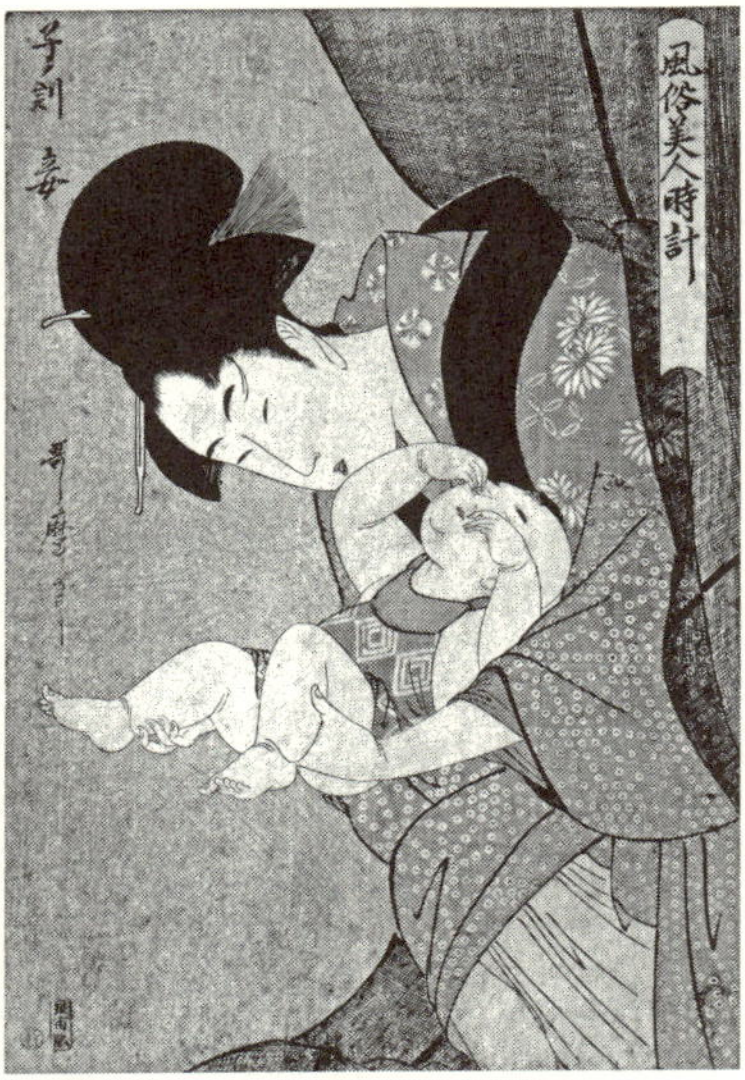

喜多川歌麿「風俗美人時計 子ノ刻 妾」
東京国立博物館蔵
(Image: TNM Image Archives)

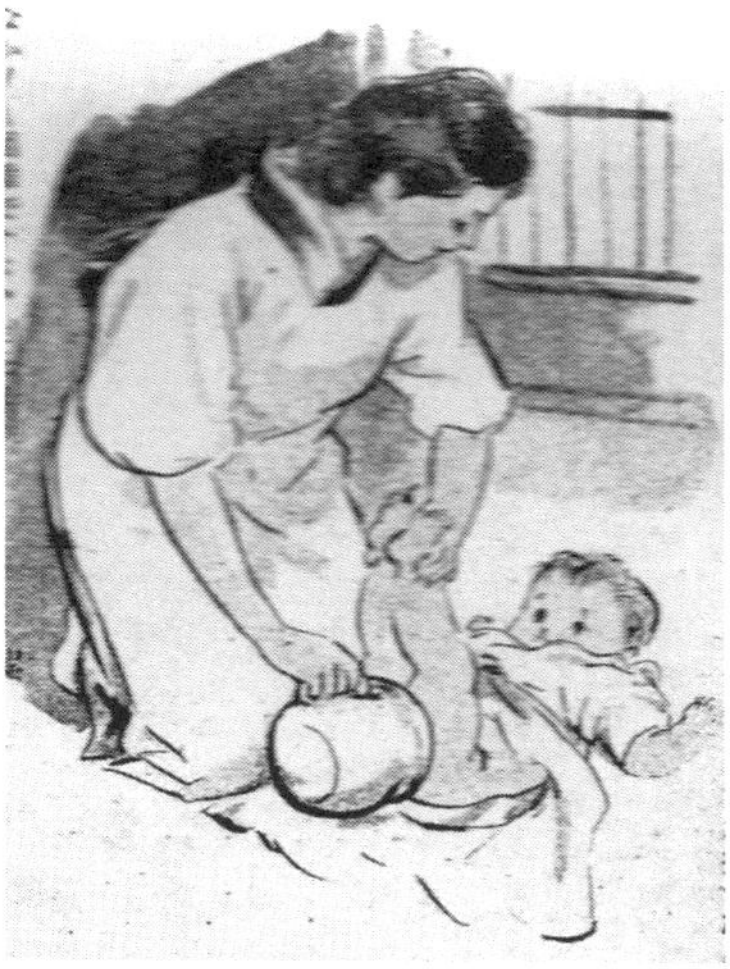

雑誌『主婦之友』（主婦之友社、昭和12年（1937）2月号に掲載）

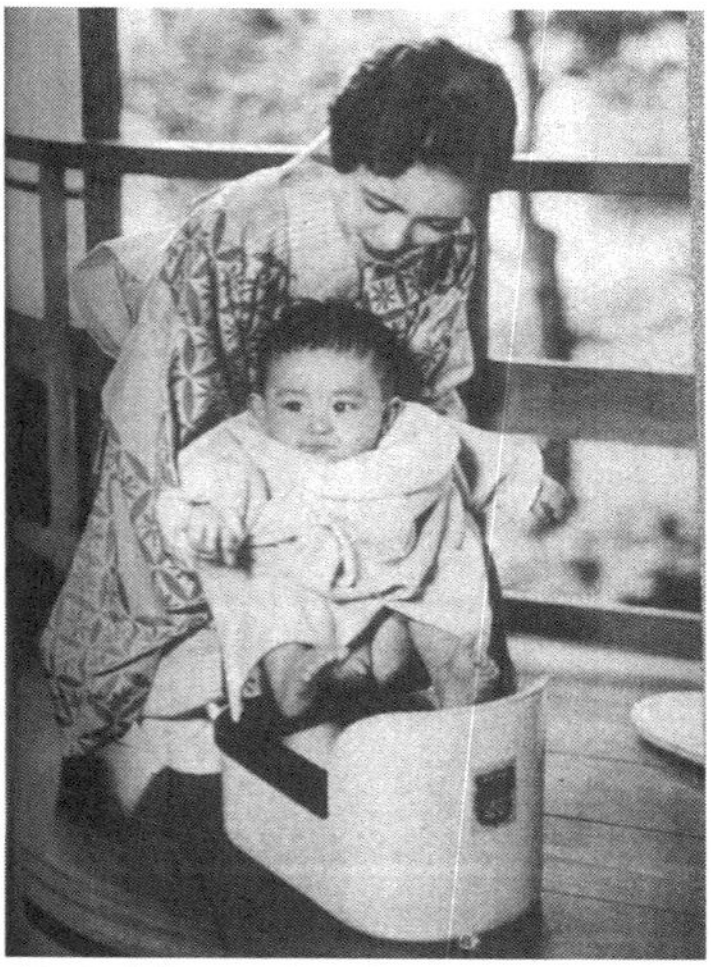

雑誌『主婦之友』（主婦之友社、昭和10年（1935）8月号に掲載）

されています。図の赤ちゃんが身に着けているのは、金太郎さんの腹がけのようなものだけで、おむつはつけておらず、下半身スッポンポンでオシッコさせてもらっています。

実は明治以降、おむつが一般家庭で使用されるようになってからも、「おむつに頼りすぎない排泄ケア」とでも呼ぶべき知恵が存在していたことがわかってきています。

大正時代から刊行されている主婦向けの雑誌のバックナンバーを調べてみると[3]、おむつを使いながらも、排泄時にはなるべくおむつを外して開放空間で自然な排泄をさせるお世話の方法が、記録として残っているのです。例えば雑誌

『主婦之友』（主婦之友社）の昭和一〇年（一九三五年）の記事には、「気をつけてオマルにさせるような習慣を、生後一か月ころからつけると、六〜七か月ごろにはほとんどおむつを汚さずに済みます」の記載があり、昭和一二年（一九三七年）にも、「便意を教えるようになるまではおむつを使わなければならぬものと思い込んでいるお母様があるとしたら、それはわざわざ悪い習慣を子どもに強いているようなものです」という内容が掲載されています。いずれの記事も、「排泄の厳しいしつけ」という感じではなく、「その方が赤ちゃんの健康に

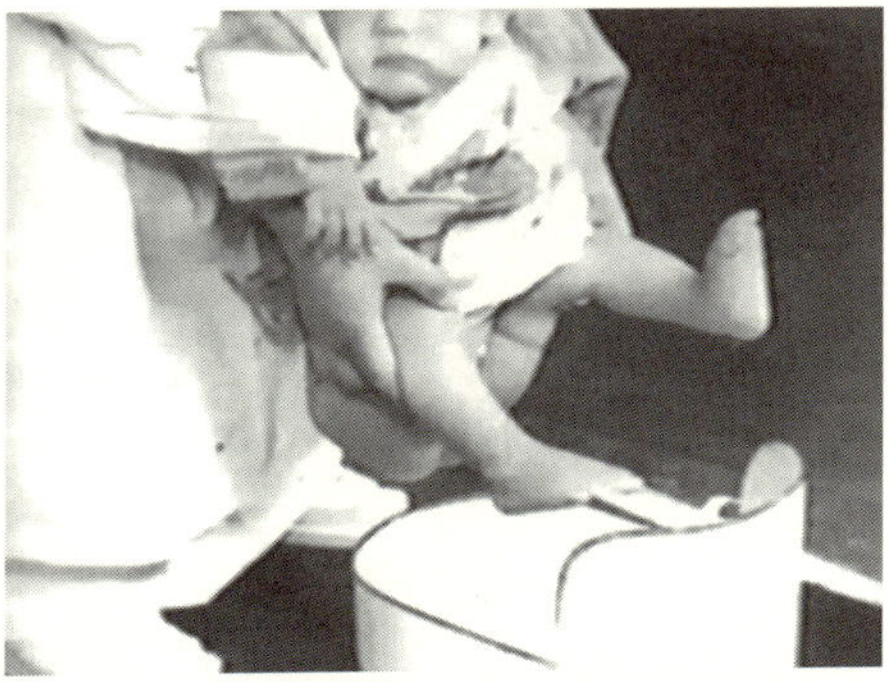

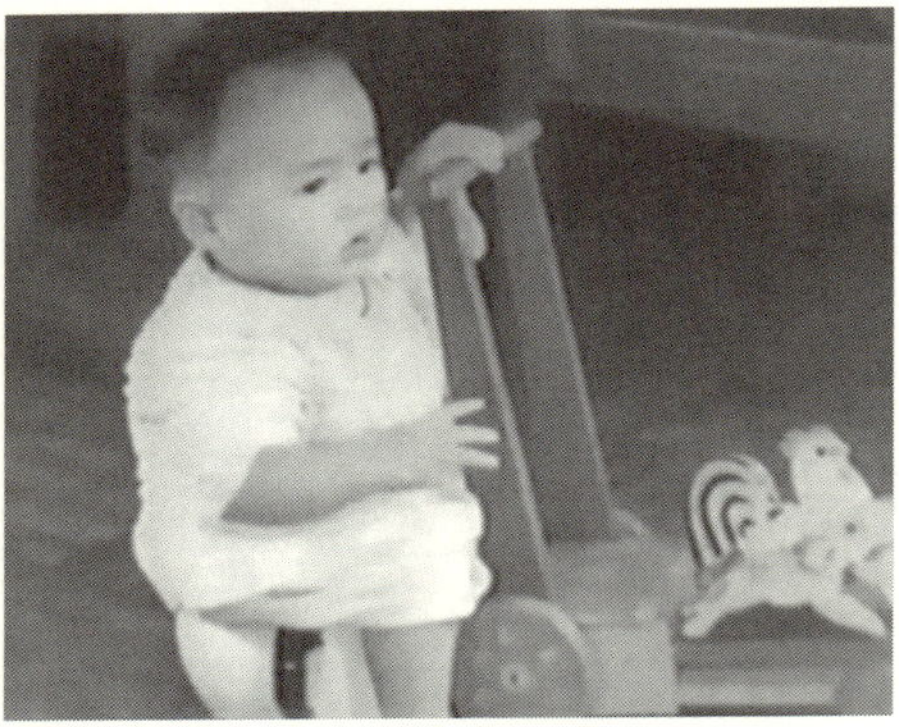

「母子手帳」普及のための映画の中で、オマルにささげられたり、座ったりして排泄する赤ちゃん。
（厚生省、1948 年制作、映画「母子手帳」より）

良い（おむつかぶれしない、便秘にならない等）」「赤ちゃんが機嫌よくなる」などのプラス面を強調しているのが特徴です。

こうした「おむつを使うけれども、頼りすぎず、なるべくおむつの外で排泄させる」という「おむつに頼りすぎない育児」の知恵は、戦後間もなくまで残っていた様子です。

一九四八年（昭和二三年）に厚生省（現：厚労省）の指導で制作された映画「母子手帳」というものがあります。当時、国民に対して初めて導入した『母子手帳』という健康管理ツールの使い方を知らせる目的で作られた教育映画です。この中で、「……生後六か月にもなれば、赤ちゃんを便器にかければ、喜んでするようになり、おむつを汚さぬようになります」というナレーションと共に、赤ちゃんをホーロー製のオマルやブリキ製の和式便所型のオマルで排泄させる映像が映し出され、「おむつに頼りすぎない育児」を推奨するシーンがあります。

日本において「整体」という言葉を初めて普及させたとも言われる、野口整体の創始者・野口晴哉氏の著書『叱言《こごと》以前』（全生社）という子育てについての名著（初版が昭和三七年・一九六二）があります。

その中で、野口氏はおむつに頼り過ぎることの弊害を危惧し、警告していました。

コラム　野口晴哉氏による警告
おむつに頼りすぎない知恵と技が失われていくことの弊害

【おむつ】

いつまでもいつまでもおむつを当てられている子どもがいるが、子どもが排尿を教えないのだろうか。いや決してそうではない。親が排尿の要求を無視して、おむつにまかせ過ぎたからだ。小児のせいではない。

小児はおむつがぬれるので泣くのだと大人は思い込んでいるが、小児は尿がたまると、そのことが不快になって泣くのだ。泣いてそのあとに漏らすものなのだ。それは生まれた最初の日からそうなのだ。遅くとも一週間たてば明瞭に漏らす前に泣く。

泣く前に不快な顔をする。（おむつを）開けて排尿する方が快いことは赤ん坊でもわかる。それ故、表現を日ましにハッキリさせる。三週間も経てば、その時に抱いて排尿させればするようになるものだ。おむつを濡らすのは親の不注意だ。小児のせいではない。

それを小児に叱りごとを言うと、かえって教えなくなる。排尿することが悪いことだと思い込むからだ。これは三か月を過ぎるとはっきりしてくる。

要するに、排尿を教えるのは尿のたまるのを不快に感ずる生理的要求の本能的表現であるのだから、おむつをたよる気持ちを親が捨てれば、必ずわかることなのだ。忙しいからといって大人は言い訳するが、小児の要求を知ってそれを満たしてやることが何より大切なことであって、できるだけ早くから要求を表現するように教えれば、万事が楽に運び、小児も丈夫にそして快活になるものなのだ。

忙しい人ほど注意しなければならない。おむつが悪いのではない。それに頼り過ぎて小児の要求の表現を注意しないことがいけないのだ。排尿の時が判れば排便の時も判る。食べたい時も判れば暴れたい時もわかる。小児は泣くものだと決めつけておくことは良くない。

泣くのは不快が高まるから泣くので、要求がただちに受け入れられれば泣かないものだ。子どもが泣くのは親が泣かせているのだ。強制を嫌がるのは大人のみではない。乳児でも強制や束縛は大嫌いなことをよく承知して、おむつを振りかざしてはならない。

2. おむつに頼りすぎない知恵と技が消えていった歴史

時代が進み、一九七〇年ころになると、欧米先進国の心理や医学の専門家が提唱する科学的根拠（排泄の自立は、排泄関連の運動機能が発達する二歳ころから）が支持されて、「トイレトレーニングは二歳以降が良い。おむつを早くとる必要はなく、無理に外すと子どもの心を傷つける」

という論調が主流になっていきました。この欧米でのトイレトレーニング方法の変遷については本書 *Part 2* の「トイレトレーニングと幼児虐待」で詳しく説明します。

欧米の専門家の「排泄の自立は、排泄関連の運動機能が発達する二歳ころから」という主張は、決して間違いではありません。〇歳のころから「トイレやオマル等の開放空間での自然な排泄」をしている赤ちゃんであっても、排泄が自立する（一人で歩いてトイレやオマルへ行って用を足す）のは、やはり、「歩いて、片言が話せて、排尿間隔が二時間以上空く」という、排泄関連の運動機能が発達する二歳前後です。ですから「二歳前からトイレやオマルでするように無理にしつけるのはよくない」とする主張も正しいものです。

しかし、ここで重要なのは、「二歳前から、トイレでするように無理やりしつける」ということと、「生まれた時からおむつの外という開放空間で、動物として自然な排泄ができる

図表　おむつはずし完了の年齢

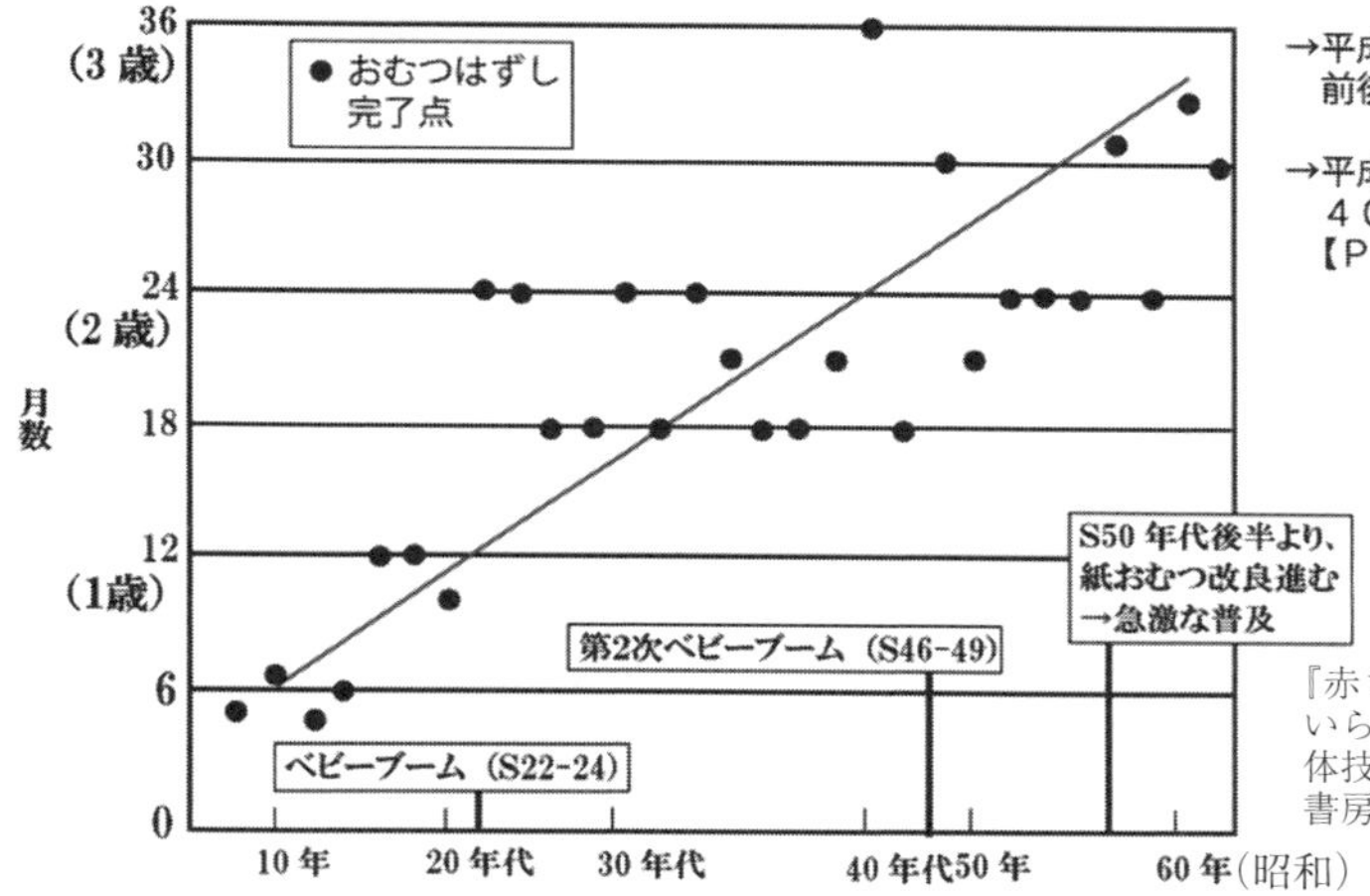

『赤ちゃんにおむつはいらない—失われた身体技法を求めて』勁草書房、p.83より

ように大人が介助する」ことは、一見同じように見えて、実は全く異なるということです。

それなのに、日本を含めた先進国では、経済発展して街中がアスファルトで覆われ、屋外ならどこで排泄しても問題なかったおおらかな環境が消えていき、排泄する場所が「トイレ」に限定されるようになっていくと、「おむつの外で排泄をさせること」＝「トイレでさせること」＝「トイレトレーニング」＝「それは二歳になるまではしてはいけないこと」と思い込むようになってしまったのです。

布おむつしかなかった時代は、まだよかったのです。昔の布おむつは、二歳くらいまでのサイズしかなかったからです。昔の人は、経験的に、「二歳ごろになれば、排泄は自立していくもの」と知っていたのでしょう。

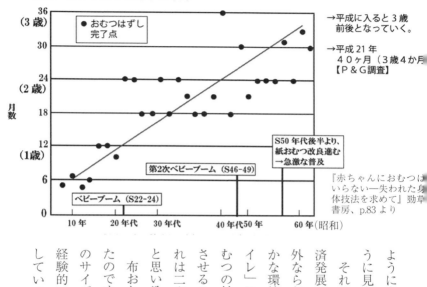

「二歳ころになったら、布パンツ」というオプションしかなかったので、話はシンプルでした。

しかしやがて、紙おむつというものが開発され、二歳を超える大きいサイズが登場してくると、おむつ使用期間はどんどん長期間化していきました。前頁図表のように戦前の雑誌によると一九三五年ころには生後半年くらいでおむつを外していたのが、二〇〇九年に紙おむつ会社が行った調査では、日本の子どもの「おむつはずれ」の平均月齢は三歳四か月と報告されています。[4] この平均月齢は、さらに上がっている様子で、首都圏で働く幼稚園の先生たちは、「最近の子どもの昼間のおむつ外れの平均年齢は、三歳終わりころ」と言います。この状況は最近の母子手帳にも反映されて、〇～三歳の項には子どもの排泄の自立についての記載が一切なく、四歳ころの項になってやっと「一人でトイレへ行きますか?」という記述が登場します。

紙おむつ先進国アメリカでのおむつ外れ年齢はもっと高いようで、体重四〇キロとか五〇キロまで使用可能な子ども用の紙おむつも販売されています。名目は「夜のおねしょ用紙パンツ」ということになっています。障害のあるお子さんが使用しているという事実もありますが、実は障害のない小学生のお子さんもこのような紙おむつを昼間使用していることが「もはや特に珍しいことではなくなった」と学校現場から報告されています。

3. おむつに頼りすぎない知恵と技が見直されてきた歴史

紙おむつを長期間にわたって大量に使用するようになった結果、排泄が自立する年齢がどんどん遅くなってきたことや、**大量の紙おむつゴミが環境に与える負荷**を心配して、日本を含む先進国の一部の人々の間で、二〇年ほど前から、「おむつに頼りすぎない排泄ケア」「〇歳からの自然な排泄」を見直す動きが始まっています。日本では「おむつなし育児」と呼ばれたりします。

●海外

途上国に長期滞在して、現地の赤ちゃんたちがおむつらしきものをほとんど使わないで過ごし、世話をする大人がタイミングを見て、自然の開放空間で排泄させている様子を見たアメリカやカナダの人々が、「おむつに頼りすぎない排泄のお世話」を『EC（Elimination Communication ＝排泄コミュニケーション）』と名付けました。関連本も何冊か出版されており、**Diaper Free Baby**（おむつに頼りすぎない赤ちゃん）というNPOも設立されています。自然で気持ち良い排泄をさせてあげたいと願う親、赤ちゃんとの排泄コミュニケーションを深めたいと願う親、トイレトレーニングで苦しみたくないと思う親、紙おむつのゴ

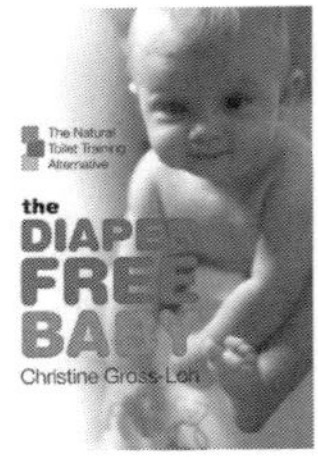

the DIAPER FREE BABY

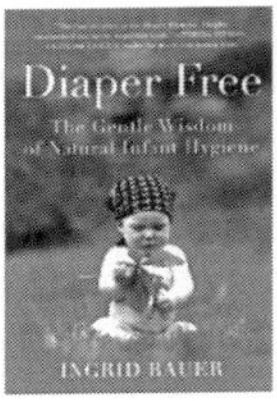

Diaper Free

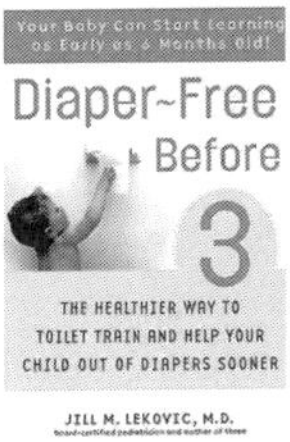

Diaper-Free Before 3

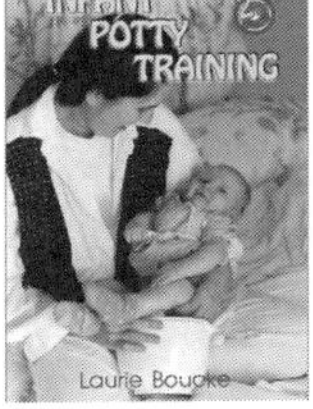

INFANT POTTY TRAINING

ミを減らしたいと考える親の間で、少しずつ広まってきています。

実はそれ以前にも、海外での「おむつに頼りすぎない育児」の実践例があります。旧ソビエト連邦（現ロシア共和国）のニキーチン夫妻が、長男が幼いころに「もしかしたらこの子はオシッコやウンチの時にサインを出しているのでは」と気づいて観察していたところ、ほとんど間違いなくサインがわかるようになり、その後生まれた六人の子どもたちは、皆、あまりおむつを使わないで育てた記録です。この経験は、『ニキーチン夫妻と七人の子ども』（暮らしの手帖社、一九八五年）という本の中で紹介され、日本でも広く知られた時代がありました。

●日本

（1）ソニー創業者　井深大氏による「幼児開発協会」の取り組み（一九九〇年代）

日本において、「おむつに頼りすぎない育児」を見直す研究を初めておこなったのは、ソニーの井深大氏のようです。盛田昭夫氏と共にソニーを創業し、数々の先進的な電化製品を世に送り出し、ソニーを世界的な大企業に育てた井深大氏は、一九六九年に「幼児開発協会」を立ち上げて、子どもの教育に関しての様々な研究を行いました。

当初の研究は、「頭の良い子を育てる」という「英才教育的」なアプローチで、〇歳からの知的教育が研究の中心だったようです。しかし、様々な研究を重ねるうちに、「子どもの頭をよくするよりも大切なことは、立派な心根と性格を持つ子を育てることだ」「知育教育は、言葉を覚えてからゆっくりやればいい」「言葉を話すようになると、幼児でも頭が理詰めになり、直感力などは育ちにくくなる。言葉を覚える前に人間的なことを植え付けなければ、これからの日本は、心の貧しい人間が大勢を占めてしまう」と気づいていきます。乳児教育の研究を進めていく中で、おそらく、まだ言葉を話さない小さな赤ちゃんに対しての早期の知的教育が、子どもの人格形成にネガティブな影響を及ぼす危険性があると、気づかれたのではないかと想像します。

そうして、「〇歳からの知的教育」から、「〇歳からの心の教育」へとシフトしていった井深氏が、一九九七年に亡くなる一〇年ほど前の一九八〇年代末ごろから研究されたのが、「トイレット・コミュニケーション（おむつに頼りすぎない子育て）」だったのです。アフリカにあるウガンダ国の母親が、生まれて間もない赤ちゃんにおむつをつけないで布にくるんで

『トイレット・コミュニケーションのすすめ―母と子のチャレンジ』井深大著／幼児開発協会

抱っこしているのに、抱っこしている布が汚れないことを不思議に思ったフランス人の学者が、「なぜあなたは、赤ちゃんがオシッコしたい時がわかるのですか？」と母親にたずねたところ、ウガンダ人の母親が「え？　あなた、自分がオシッコしたいのがわからないの？」と聞き返したエピソードを知ったことが井深氏がトイレット・コミュニケーションの研究を始めるきっかけとなったようです。ウガンダ人の母親にとっては、赤ちゃんのオシッコは、自分のオシッコと同じくらいよくわかることだったので、赤ちゃんがしたいタイミングで抱っこ布（スリングのようなもの）から降ろして排泄させていたのです。

井深氏の幼児開発協会には、「母親研究員」という制度がありました。一九七〇年に開始された制度で、全国の〇歳～二歳ころまでの赤ちゃんを育てている母親が対象でした。母親研究員の役割は、各自が自分の子育てのビジョンとテーマを決めて育児にあたり、どのような接し方をしたら、子どもがどんな様子を見せたかを毎月詳しく記録し、幼児開発協会に報告するというものです。赤ちゃんの二四時間の生活リズムを「乳幼児の生活リズム記録表」に記録して提出しました。排泄を中心とした、赤ちゃんの行動や表情やしぐさやサインも記録されました。

トイレット・コミュニケーションの研究自体は、一九八六年から開始され、最終的に約一六〇組の母親と赤ちゃんが参加し、オシッコ・ウンチのサインを感じとって、なるべくおむつを開けて排泄させるという試みを行い、詳細な記録をつけました。

その結果、母親は、赤ちゃんをよく見るようになり、オシッコやウンチのサインにある程度気づけるようになっていきました。そして赤ちゃんも自分が出すサインに母親が応えてくれることで、さらにサインを出すようになり、母子のコミュニケーションが相乗的に豊かになっていったのです。

幼児開発協会による「〇歳からの自然な排泄(おむつに頼りすぎない育児)」の取り組みは、最終的に『トイレット・コミュニケーションのすすめ—母と子のチャレンジ』(一九九二年)という本にまとめられています。

この一六〇組の母親から毎月提出される膨大な記録を分析した結果のグラフが次頁の図表です。トイレットコミュニケーションをしたグループとしなかったグループの子どもの行動やコミュニケーションにどのくらい違いがあるかを示したものです。トイレット・コミュニケーションをしたグループの子どもたちの方が、どの分野においても二か月ほど発達が速い結果が出ています。これについて著者は以下のように書いています。

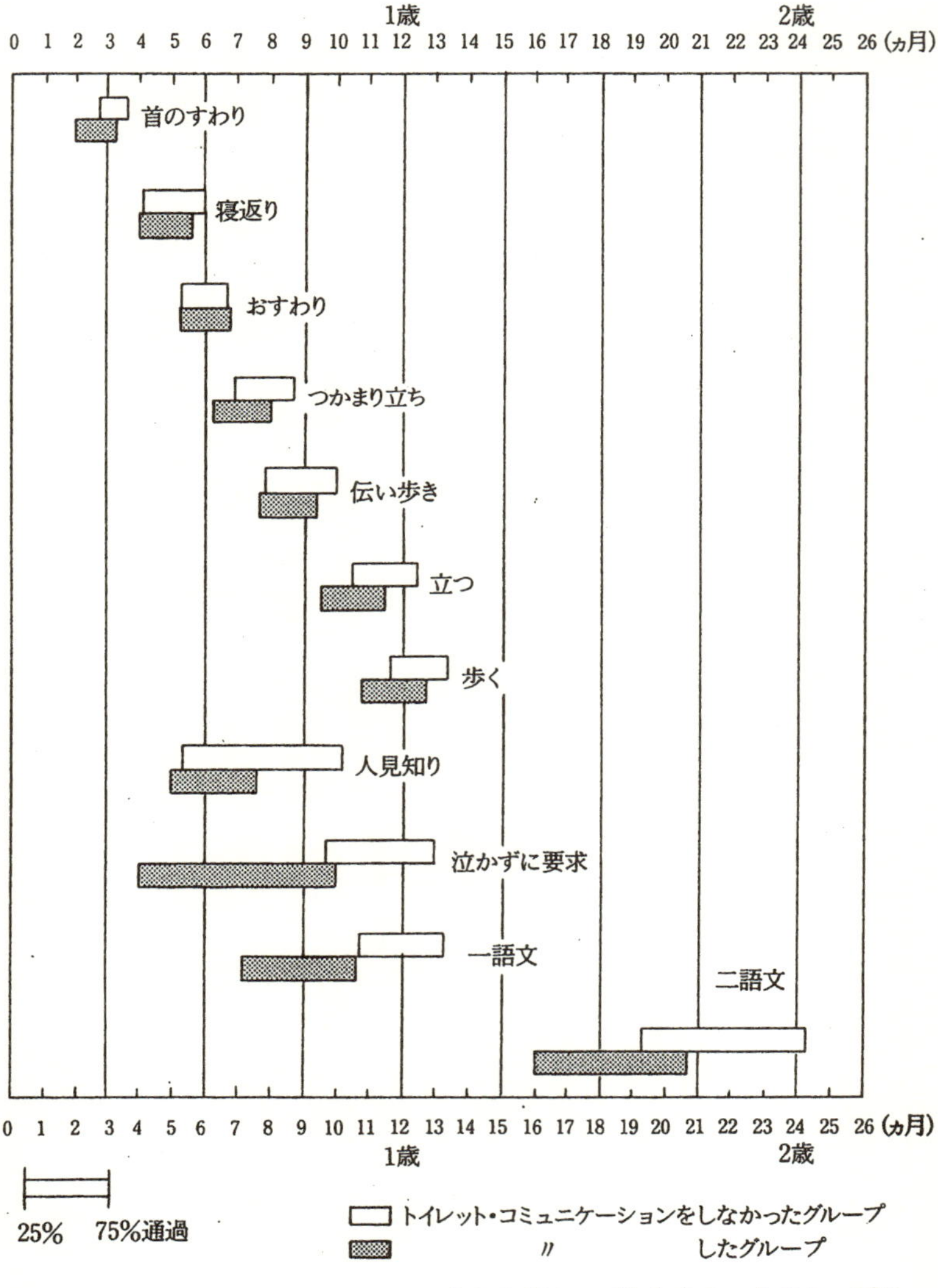

図表　トイレット・コミュニケーションをしたグループとしなかったグループの発達比較―身体・社会性・言語の発達について

(『トイレット・コミュニケーションのすすめ』p.20、幼児開発協会企画室、より)

私たちはここで、**成長の速い遅いを問題にしているのではありません。**段階を追って発達していく子どもたちの成長を意図的に速めようとするのは、むしろ愚かなことと思います。時には副作用を生じ、弊害を伴う状況も生まれてくることに注意しなければなりません。しかし、その時期にしかない、年齢が進むに連れて逓減していってしまう特別な感性や認識能力は、できるかぎり生かすべきだと考えます。

井深氏は別の著書『井深大の胎児は天才だ』の中で、以下のように述べています。

トイレットコミュニケーションは、実はオムツだけに限られた問題ではないということです。大切なのは、オムツのトレーニングをやっている間に、赤ちゃんとお母さんとのコミュニケーション、つまり心の交流が見事に出来上がるという貴重な事実なのです。赤ちゃんとお母さんを一心同体に結ぶために、これほど有効な方法はないと思います。お母さんが赤ちゃんに対して、至れり尽くせりの気配りをする。そのお母さんの気配りに応えて、赤ちゃんはいろいろなサインを送ろうとします。赤ちゃんとお母さんとの間には言葉は要りません。こうしていると、赤ちゃんが言葉を知る前に、母と子との意思の疎通がかなりのところまで進むことが分かります。お母さんの肌と赤ちゃんの肌を通じて、心と心が通じる。そういう雰囲気を環境としてこしらえるということが、たいへん重要なことではないかと思うのです。

井深氏の指摘は、実は「おむつに頼りすぎない育児」を経験した多くの母親に共通することなのです。三砂ちづる氏による研究においても、母親たちが、井深氏と同じことを指摘しました。

(2) 三砂ちづる氏(津田塾大学教授)による取り組み(二〇〇〇年代)

三砂ちづる氏も、二〇〇七年より、トヨタ財団による助成金を得て、『赤ちゃんにおむつはいらない—失われた身体技法を求めて』(主任研究者 三砂ちづる)というタイトルの、「おむつに頼りすぎない育児」の研究を始めました。この時、私も、研究チームメンバーの一人として携わらせていただいたことが、私が「赤ちゃんと排泄」の研究に関わる大きな契機となりました。

三砂氏が研究を始めた一つのきっかけは、昔ある雑誌で「日本には〝二週間で赤ちゃんのおむつをとる〟という伝統を持っている家族がある」と書いてあるのを読んで、衝撃を受けたことです。また、三砂氏が「昔の女性は生理の時でも、生理用ナプキンに頼らないで、トイレで出していた」という「月経血コントロール」の研究をする過程で、「赤ちゃんも、おむつを使わないで排泄できるのではないか」と感じたことも、研究のきっかけになったと言われています。

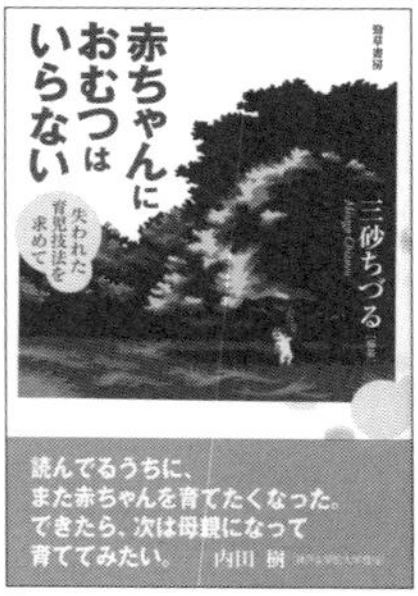

『赤ちゃんにおむつはいらない―失われた育児技法を求めて』三砂ちづる編著、勁草書房、2009 年

　三砂氏が始めたこの研究には、私を含め、保育士、母子保健・育児関係者、民俗学研究者、社会学研究者などが、研究チームメンバーとして関わりました。研究の前半では、学術書や『主婦の友』などの雑誌も含む文献調査、高齢者や保育関係者からの聞き取り、おむつはずしの変遷についての調査等を行いました。おむつを比較的早い時期にとったり、また、おむつをまったく使わなかったりする保育所の観察調査も行いました。急速な近代化の中で、都市と地方の暮らしの差が拡大するインドネシアでは、おむつ外しについての直接観察、面接調査をおこないました。

　研究の後半には、「NPO法人自然育児友の会」を窓口として、「おむつに頼りすぎない育児（おむつなし育児）」にチャレンジしたいお母さんたちを募り、毎月、ワークショップを開催して、経験を共有していきました。その結果、最初は半信半疑でトライしたお母さんたちが、やがて、「○歳からなるべくおむつの外に排泄させる育児は可能であり、赤ちゃんの排泄に寄り添うということを通じて、言葉の話せない赤ちゃんとの間で、とても深いコミュニケーションができる。それは、子育ての本質的な喜びにもつながるものである」ということに気づいていったのです。これは九〇年代に同様の研究をしたソニーの井深氏の指摘とピッタリ一致するものでした。

この研究の中で、次のような本も誕生しました。

・『赤ちゃんにおむつはいらない』（勁草書房）、三砂ちづる編著（三砂氏と研究チームメンバー　による、赤ちゃんの排泄についての様々な研究結果を紹介）。
・『おむつなし育児』（柏書房）、クリスティン・グロスロー著、和田智代訳（米国で出版された『Diaper Free Baby』の翻訳本。おむつなし育児を始める月齢別・年齢別のノウハウ詳細）。
・『五感を育てるおむつなし育児』（主婦の友社）、三砂ちづる著、医学監修・中野美和子、技術指導・和田智代（豊富な写真やイラストでおむつなし育児の具体的なイメージを紹介）。
・『やってみよう！　おむつなし育児』（柏書房）、西山由紀著（おむつなし育児を実践した母親が、その経験や手作りのグッズを紹介）。

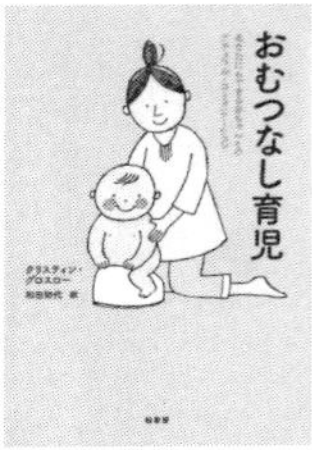

『おむつなし育児』（柏書房）

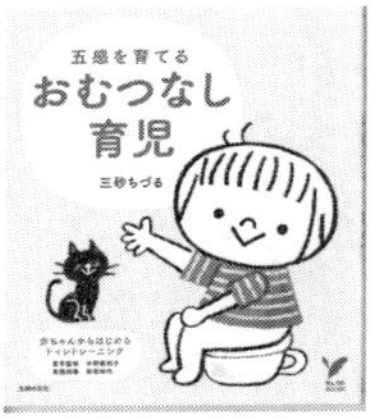

『五感を育てるおむつなし育児』（主婦の友社）

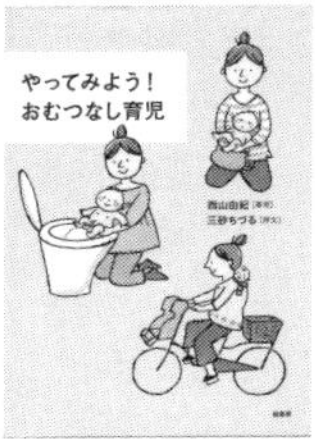

『やってみよう！おむつなし育児』（柏書房）

その後も、『Aera with Baby』『ひよこクラブ』『たまごクラブ』『PHPのびのび子育て』等のメジャーな育児系雑誌や、『げんき』『エデュカーレ』『保育通信』（全国私立保育園連盟）等の保育系の雑誌などでたびたび紹介されるなど、「おむつに頼りすぎない育児」の情報は少しずつ広まっていき、実践する母親や保育施設も、少しずつ増えていきました。最近では、医療や保育分野の子どもと関わる専門職の間でも、推奨する人や、自分のお子さんに実践する人が増えてきています。

本書医学監修の中野美和子氏も、「補助便座やトイレ（開放空間）で排泄させることが乳児の便秘治療に効果的な場合もある」として、著書『赤ちゃんからはじまる便秘問題』の中で「おむつなし育児」の紹介をしたり、『五感を育てるおむつなし育児』の医学監修に携わったりしています。

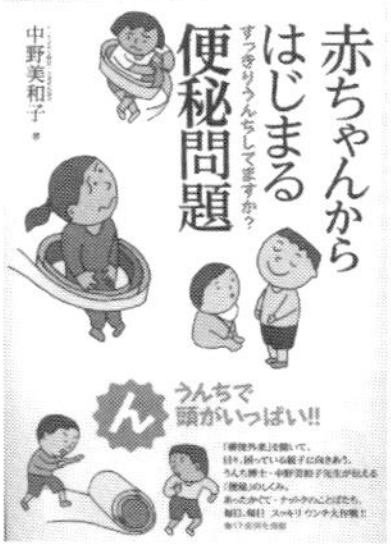

『赤ちゃんからはじまる便秘問題―すっきりうんちしてますか？』中野美和子著 言叢社、2015年

また、高齢者介護の専門誌「ブリコラージュ」（二〇一五年六・七月号）の中では「気持ち良い排泄―赤ちゃんのおむつなし育児と高齢者のおむつ外し」として特集されるなど、異分野との連携も始まっています。

さらに最近では、女性向けのライフスタイル誌『Very』『Lee（ウェブ版）』等でも取り上げられるなど、「おむつに頼りすぎない育児」は、もはや一部の特別な母親が実践するものではなくなり、「紙おむつ」「布おむつ」に続く、三つ目のオプションとして、実践する親が全国にじわじわ増えてきています。

自分の子どもで「おむつに頼りすぎない育児」を経験した母親・助産師・看護師・保健師・保育士などが、「このたのしく楽な排泄のお世話の方法を他の人にも伝えたい」ということで、「おむつに頼りすぎない育児」講座などを、全国各地で自主的に開催する動きもあります。[5]

さらに最近では、「〇歳の排泄についてより深く学びたい。人にちゃんと伝えられるようになりたい」という人のための「おむつなし育児アドバイザー養成講座」もスタートして、全国で約一〇〇〇名の「アドバイザー」が誕生し、各地で活発に活動を展開しています。これらアドバイザーの多くは、医師・助産師・看護師・保健師・保育士・幼稚園教員・学校教員などの子育て支援分野の専門職の人々です。

一〇年ほど前までの日本では、ほとんど忘れられていた「おむつに頼りすぎない育児」がどうしてこんなに注目されるようになってきたのでしょうか。

それは、単に「たのしくて楽で、子どもとのコミュニケーションが良くなるから」だけではないのです。実は今、おむつの長期使用や長時間使用が原因の一つではないかと疑われる子どもの排泄トラブルが増えてきているからなのです。*Part 2* で詳しくお伝えしていきます。

voice 高橋まさこさん・主婦　三五歳／長女五歳、長男四歳

◎芸能関係の仕事を六年続けた後、出産を機に退職。現在は家事と育児に専念する傍ら、ボランティアとして、地域の子育て支援活動に携わる。

●トイレトレーニングで苦労していた姉と甥っ子

「おむつなし育児」を初めて知ったのは、長女を妊娠していたころです。高校時代の親友が子ども（一歳くらい）を連れて私の家に遊びに来た時、その子をうちのトイレに連れていって排泄させている様子を見て、「すごいな〜！」と思ったんです。

なぜかというと、私の甥っ子が当時三歳で、トイレトレーニングにすごく苦労しているのを見ていたから。甥っ子の母親（私の姉）は、彼がパンツでおもらしをする度に、叱って泣かせていて。結局、小学校一年生くらいまで、昼間、おもらししてましたね。

そんな様子を見てきたので、「トイレトレーニング、大変そうだなぁ。子どものしつけって、大変そうだなぁ。」と、育児に対してネガティブなイメージを持っていました。

ところが、一歳からトイレを使用する親友の親子は全く違う、楽しそうな様子だったのです！　親友から「これは『おむつなし育児』っていう方法だよ。」と教えられて、自分でも色々と調べてみました。自分の子にもやってみたいなと思いました。

ただ、長女の出産直後は、産後疲れや母乳などで色々と大変で、おむつなし育児のことはしばらく忘れていました。郷帰り出産から自宅へ戻ったころ、少し余裕も出てきて、色々な育児本なんかを見ていた時に、「あ、そ～いえば、親友がおむつなし育児やってたなあ」と思い出したんです。それ以外にも、ベビーマッサージ、ベビーサイン、フラッシュカードなんかの、よくある育児メソッドも調べて、とりあえず色々と試してみました。でも、どれも自分にはピンとこなくてやめてしまいました。

●楽しい！　おむつなし育児！

生後六か月くらいまでの赤ちゃんって、おっぱい飲んで、寝て、排泄して……が生活のほとんどなので、教育的な意味で、他にやってあげられることが特にないんです。児童館に行って赤ちゃんが楽しめるのも生後六か月くらいからだし。そんな状況なので、一日中、子どもと二人きりで、どうやって向き合ったらいいのかなぁと、ちょっと悶々としていました。他に何かできることがないかな……と色々探してた中、以前親友に教えてもらった「おむつなし育児」を思い出して　やってみたというわけです。

まず本を読んで、生後三か月ころに「おむつをちょっと開いてみる」ということから始めました。オシッコが出る時にどんな様子になるのかを観察したのです。そして、初めておむつの外でオシッコする様子を目撃！

以来、「おむつを開いてさせる」を時々続けているうちに、「これは、オマルでできるんじゃないか？」と思い、ホーロー製のオマルを買いました。届いたオマルにのせてみたら、すぐにオシッコしたんですよ！　すごい感動しましたね～。それからは、もう毎日のように、オシッコとウンチと向き合って。楽しくなっちゃって（笑）。

寝ているだけの月齢の低い赤ちゃんって、まだそんなに笑うわけでもないし、おもちゃ見せても反応少ないし、おっぱい＆寝かせてるだけだったのが、オマルでオシッコしてくれるんで、もう嬉しくて。生後五～六か月ごろまでは、オマルでオシッコ・ウンチをさせることに夢中になっちゃって、それで一日が過ぎていきました。

生後五か月頃には、「オシッコ、しーしー」という私の声に反応して、娘は自分で「う～ん」って感じで腹圧をかけて、オシッコを自分の意思で出すようになっていました。まだ言葉も話せない赤ちゃんだけど、私の「オシッコ、しーしー」には、反応してくれたんです。「この子は私の言っていることがわかっている！」と確信しました。

生後六か月過ぎて、おもちゃなどの周囲のことにも興味を持ち始めてからは、オマルではあまりしてくれなくなりました。外出の機会も増えたので、おむつの中で排泄することも増えて。でも私自身は、そうなったことについて、「まあ、そういう時期なんだろうな」という感じで、特に悩むことはなかったです。

ただ、おむつの中で排泄することが増えて、紙おむつを頻繁に使うようになったのが、なんとなくもったいなく思えてきたので、紙おむつ代節約のために、生後六か月ころ、布おむつを買いました。成型タイプの布おむつの一〇枚組を一セットだけ買って。「今日は布おむつでいくぞ!」という日は布おむつを使い、一〇枚の布おむつを全部使っちゃって、洗濯が間に合わない時は、紙おむつを使って……という感じで。布おむつにこだわることなく、紙おむつも普通に使いながら、ゆる〜くやっていました。

その後も、股割パンツなんかの「おむつなし育児グッズ」を買ってみたり。モチベーションを上げるために、「おむつなし育児交流会」に参加してみたり。おむつなし育児のミクシーのサイトを知って、同じ興味を持つ人と知り合ってみたりなどしていました。

●「開放空間での排泄」を経験した長女&長男は二歳前半で排泄が自然に自立

長女が生後六か月ころに行った、おむつなし育児研究所の和田智代さんの講演会で、「おむつなし育児は、オマルですることだけが目的じゃない」「トイレやオマルで無理にさせようとするからイヤイヤするんだ」「とにかく開放空間ですることが大切」とわかってからは、家ではわりと、おむつを外していることが多かったですね。

具体的には、朝起きた時にまとまった量のオシッコとウンチをしたら、おむつは外してしまうという方法です。生後半年にもなっていると、朝イチのオシッコとウンチをまとめてしたら、そんなに頻回にはしないのです。特に一歳過ぎてからは、朝起きた時にたくさんオシッコ&ウンチをした後は、一日に二〜三回くらいしかしなかったですね。だから、日中家にいておむつを外していても、部屋を汚されて困るようなことは、そんなになかったです。

ハイハイを始めてからも、日中家にいる時は、おむつは外していることが多かったです。ウンチは授乳後や離乳食後なんかの「食後」にすることが多いので、そのタイミングでオマルに座らせていました。おむつを着けていないと、ウンチしそうな感じがよくわかるんですよ。だから、様子がおかしい動きをしたら、オマルに座らせました。

一歳四か月で歩き始めて以降は、家で「トイレに行く?」って聞いて、「うん」みたいな感じで娘が反応してくれると、家でもトイレでさせたりもしていました。

一歳八か月以降は、外出時も布パンツを着けることが増えました。おもらしもかなり少なくなっていたからです。どうしても漏らしてはダメな状況の時は、おむつを着けました。私の体調が悪くて子どもをあまり見てあげられない時なども。その頃から、「トイレに行きたい時や、オシッコが出る時には、教えてね」と娘に伝えることも始めました。最終的には、二歳二か月ころには事前に教えてくれるようになり、布パンツでのおもらしはほとんどなくなりました。

次に生まれた長男も、生後五~六か月くらいまでは、いつもオマルで排泄してくれました。「しーしー」と言えば、してくれるんです。長男も、家にいる時は、朝イチの排泄後は、おむつを外していることが多かったですね。

長男が赤ちゃんの時には、長女の用事で外出する機会が多かったので、長男と家で向き合って、という時間が少なかったです。だから、「オマルやトイレで排泄」も、長女の時ほどは一生懸命やってなかったなぁ。長女がトイレに行く時に、長男にもついでにさせる、くらいの、ゆる〜い感じ。それでも、長男も、長女と同じ二歳三か月ころには、オシッコの事前報告をしてくれるようになりました。

　二人の子どもにおむつなし育児をやってみて、生後六か月くらいまでのオマルでの排泄は、どの子もわりと簡単にできるんじゃないかなと思いました。でも生後六か月以降は、その子の性格によってやりやすいかどうかが、かなり違ってくるかな。私の場合は、二人の子どもの性格を見極めて無理しないでやってきて、結果としてはよかったです。

●おむつなし育児を通じて育児の自信がついた

　いずれにしても、私は、長女を産んで、赤ちゃんとの向き合い方がわからなかった時に、このおむつなし育児に出会えて、本当によかったと思います。言葉も話せない、あまり反応もない小さな赤ちゃんの、排泄に寄り添ったことで、「何をしてあげればいいか」「どのようにコミュニケーションをとればいいか」ということが本当によくわかって、私自身が成長できたからです。おむつなし育児をしたことで、子どもの「泣く」「グズる」の理由がよくわかるので、対応に苦労することはほとんどありませんでした。実際、外出先では、長女も長男も「本当に穏やかな子だね」と言われることが多かったです。

　ちょっと神経質なところがある長女は、二歳二か月でおむつが外れた後でも、精神的に不安定になるとおもらしして、私も少し悩んだ時期があります。その時、おむつなし育児研究所の和田さんに相談したら、「おもらしを通じて、今、この子は、精神的に不安定なんだと気づいてあげられて、よかったですね。おむつを着けていたら、わからない変化でしたね」と言ってもらえて、「なるほど」と納得したことがあります。確かに、子どもの心の状態ってすごくダイレクトに排泄に現れるので、そこに親が気づいてあげられて、とても良いことだと思いました。

子どもを産む前は、育児で悩んだ時には、育児本やネットで情報を探したり、医師などの専門家に相談しながら答を見つけることが大切だと思っていました。しかし、おむつなし育児を通じて、「排泄を含めて自分の子どものありのままに向き合う」経験をしたことで、「今、目の前にいる自分の赤ちゃんのことを誰よりも知っているのは、親である私なんだ」という自信みたいなものを育ててもらえた感じです。今は、おむつなし育児で育んだ、あの赤ちゃんとの時間が愛おしく、またおむつなし育児をしたいので、三人目が欲しいと考えています。

◉註

1. 三砂ちづる著『赤ちゃんにおむつはいらない』勁草書房、二〇〇九年、一二二頁。
2. Ingrid Bauer, *"Diaoer Free — The Gentle Wisdom of Natural Infant Hygiene"*, APLUME BOOK Parenting, 2001.
3. 註1、六二頁「おむつはずし記事の変遷」。
4. 日経新聞二〇〇九年九月二日「四〇か月　おむつ離れの平均月齢」。
5. 全国各地で「〇歳からの自然な排泄」の講座や交流会を開催する母親の中には、「京の公共人材大賞最優秀賞（二〇一五年）」「第12回 京都市環境賞奨励賞（二〇一五年）」を受賞したおむつなし育児研究所京都サロン 代表 西山由紀氏など、社会的な賞を受賞するという人も出てきています。

表　トイレトレーニングとおむつなし育児の比較表

<table>
<tr><td>誕生</td><td colspan="3">開放空間で排泄をする能力を持って生まれてくる（おむつを外したら“シャー”っとオシッコする）</td></tr>
<tr><td></td><td>一般的なトイレトレーニング</td><td>日本でのおむつなし育児
（おむつに頼りすぎない育児）</td><td>途上国でのおむつなし育児
（おむつゼロ育児）</td></tr>
<tr><td>0歳</td><td rowspan="2">・おむつの中（閉鎖空間）での排泄を学習。（開放空間での排泄感覚を失う）

・おむつの中で排泄し、身体から排泄物が出ることを五感を使って認識できないため、「おしっこを溜めて出す感覚」が発達しにくい。</td><td>・おむつを着用し、タイミングが合う時に外して排泄。（開放空間での排泄感覚を失わずに育つ）

・身体から排泄物が出ることを五感を使って認識するため、「おしっこをためて出す感覚」が自然に発達し、排尿間隔が開いていく。</td><td>・おむつらしきものをほとんど着けず開放空間で排泄。（開放空間での排泄感覚を失わずに育つ）

・身体から排泄物が出ることを五感を使って認識するため、「おしっこをためて出す感覚」が自然に発達し、生後半年くらいになる頃から排尿間隔が開いていく。</td></tr>
<tr><td>1歳</td><td>＜おむつを外す＞
・1歳頃になると、排尿間隔もかなり開いてくるので、可能な時はおむつを外して布パンツ着用。

・布パンツをはいて漏らすことで、「身体から排泄物が出る」ことを脳がさらに強く認識し、おしっこを溜める感覚がさらに育っていく。</td><td>＜排泄の自立完了＞
・1歳頃には、排泄間隔がかなり開き、自分で歩けるようになると、適当な場所へ歩いて行って、自然の中（砂の上等）で排泄。途上国の田舎では、今もトイレが存在しない地域が多く、または存在していても、小さい子どもはトイレでの排泄を期待されない場合が多いため、「おしっこを溜めて開放空間で出す」感覚が育てば排泄の自立が完了。</td></tr>
<tr><td>2歳～
3歳</td><td>＜排泄の自立訓練開始＞
・おむつの外（開放空間）での排泄感覚を取り戻す訓練。
・「おしっこをためて出す感覚」がやっと育ち始める（おむつの中での排泄期間が長引くほど育ちにくい傾向）。</td><td>＜排泄の自立完了＞

・排泄の自立に向けた身体機能（歩く、話す、排尿間隔が2時間以上）が整う頃には、パンツでのお漏らしは減っていく（失敗を繰り返しながら、少しずつ自立していく）。トイレでできるようになり排泄の自立完了。</td><td></td></tr>
<tr><td>3歳～
4歳</td><td>＜排泄の自立訓練完了＞
・トレーニングを経て3歳過ぎに排泄が自立完了
・排泄の自立が、4歳、5歳、小学生・・・と遅れる子も増えている。</td><td></td><td></td></tr>
</table>

Part 2

深刻化する子どもの排泄トラブル

いつまで大人は見て見ぬふりを続けるのか？

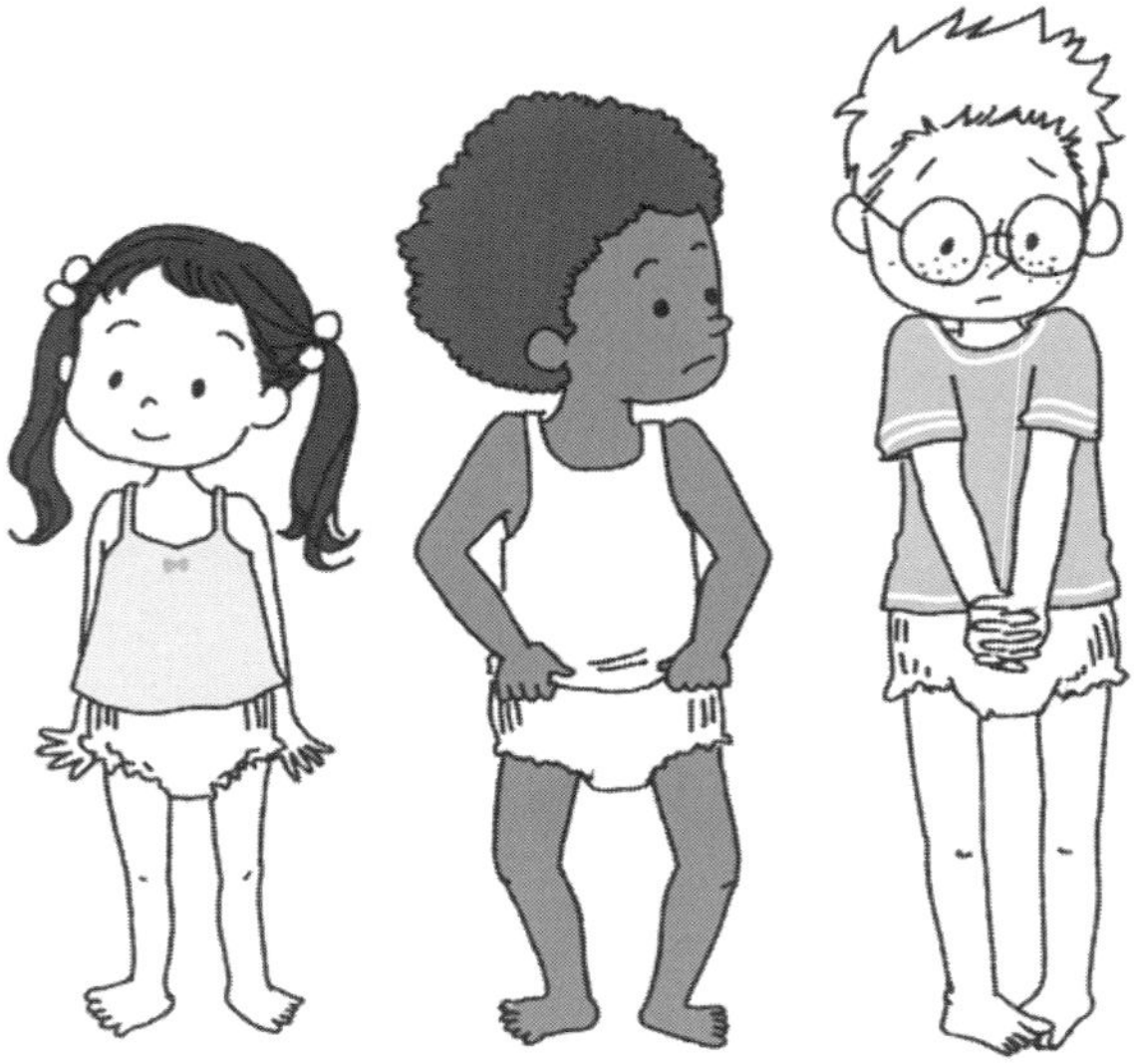

3章　先進国で増えている子どもの排泄トラブル

これを知っておくと、排泄トラブルのリスクが減らせます!

二〇〇七年に「おむつなし育児」の研究&普及活動にかかわってから現在に至るまで、子育て支援に関わる専門職の人々からの「最近、子どもたちの排泄が、おかしなことになっているのではないか?」という声を、たくさん耳にしてきました。主なものを以下にご紹介します。

1.　おむつが外れない子どもたち

いま、三歳を過ぎても、四歳を過ぎても、五歳を過ぎても、そして小学校に入っても、昼間のおむつが外れない子どもが全国で増えているようです。小学生くらいになれば、一応、トイレで排泄はできるけれど、おもらしする心配があるので、小学校に入学してからもおむつをはいて登校してくるお子さんが、日本の小学校でも珍しくなくなってきているようなのです。実はそこには、子どもの間での便秘の増加もからんでいます。ひどい便秘になると、肛門から便が漏れ出てくる「便失禁状態」になるため、紙おむつが手放せないのです。こうした小学生はもちろんまだ少数派なのですが、ランドセルの中に紙パンツの替えを入れて登校するお子さんは、日本全国の小学校でもはや珍しくない光景になってきているようです。

●米国の小学生

これは日本だけの現象ではありません。海外、例えばアメリカでも、同じような傾向になっているようです。私と同様に「おむつなし育児」の研究にかかわった吉朝加奈さん(現、津田塾大学助教)は、ご主人の仕事の関係でアメリカ西海岸に何年か住んでいました。上のお子さんが現地の小学校に通っていた時のエピソードです(二〇一〇年ころ)。吉朝さんが、一年生だった息子のクラスの郊外学習にボランティアとして同行した時のこと。子ども達が水遊びの後に着替えるのを見ていたら、そのクラスの三割近い子どもたちがパンツタイプの紙おむつをはいていることを知り、びっくりしたと教えてくれました。

研究者である吉朝さんは、一年生の息子のクラスメートたちが学校に紙おむつで登校している事実を知って、研究心に火がついて、「米国の小学生のおむつ使用状況はいったいどうなっているのだろう?」と、身近にいるアメリカ人の母親や学校関係者や小児科医に対してインタビュー調査を行ったそうです。その結果わかってきたのが、少なくない数の小学生が、昼間も紙おむつを使用しているという事実です。もちろん、米国全土の小学校を調査したわけではないので、米国中がそのような状態にあるとまでは言えないのですが、少なくとも、吉朝さんが住んでいた地域（ロスアンゼルス郊外）では事実のようです。インタビュー結果からこんな現状が明らかになってきました。

吉朝さんのインタビュー結果より抜粋

・米国の子はおむつはずれが遅く、八歳ごろの早い時期に生理がくる子もいるので、おむつからそのまま生理用ナプキンというケースもある。生理用ナプキンを「おむつを小さくしたものでしょ」という子もいる。［小児科医］

・紙おむつも、フラワー柄、アニマル柄、ジーンズ柄と様々あり、一見ふつうの下着風。おむつで恥ずかしいという感覚が薄れているかもしれない。［親］

・小学校に入るまでに（五、六歳で入学）トイレトレーニング終了が原則だが、どうしてもおむつで来る子がいる。個別事情として承認している。八〜九歳だと、子どもも恥ずかしがるようになる。［小学校教員］

・日本と違い「何歳までにおむつがとれなくてはダメ」というのは聞かない。個人の事情を受入れる文化だからか、「おむつ外れがおそいのも個性のひとつ」くらいの感覚。［日本人、親］

・夜はおむつをつけている一〇歳前後の子たちに、性教育でコンドームのつけ方を教えている、というとても不思議な状態にある。［親］

・小学生でも、夜だけのおむつなら珍しくないし、あまり恥ずかしくないようだ。息子は一四歳までしていた。最近、彼女にみられるのが恥ずかしくて、夜のおむつをやめたようだ。［高校生の親］

●日本の小学生も！

実は、こうした状況は米国に限ったことではなく、日本の小学校でも、同じような状況が進行中なのです。東京の小学校でスクールカウンセラーとして働いている知り合いのSさんに、米国の小学校の右記のようなエピソードを伝えたところ、「残念だけど、日本も少しずつそうなってきています。」とさらりと言われて、私はさらに驚いてしまいました。

こういうことなのだそうです。小学校入学を控えた幼稚園や保育園の年長児（五歳児）が、秋ころに、入学予定の小学校で就学前健診（身体検査）を受けます。その際に服を脱ぐので、どんな下着を着けているかがわかるそうなのですが、最近、紙おむつをはいている子がパラパラと出てきているそうなのです。特に障がいのない健常のお子さんだそうです。

Sさんから東京の小学校の話を聞いて以来、私が仕事で全国あちこち行くたびに、「小学生が昼間、紙おむつをはいているというエピソードを聞いたことがありますか?」と聞くと、小学校の現場の先生たちは、「数は少ないけれど、毎年、そういうお子さんはいます。決して珍しいことではありません」とおっしゃいます。

日本体育大学では、一九七〇年代から五年おきに「子どもの〝からだのおかしさ〟に関する調査」を継続的に行っています。〝からだのおかしさ〟とは、「病気や障がいではないけれど、さりとて健康とも言えない状態」のことです。例えば、朝からずっと生あくびをしているとか、体がぐにゃぐにゃして良い姿勢を保てないとか、キレやすいといった状態です。

一番最近では二〇一五年に、日本全国の約三千の保育園、幼稚園、小・中・高等学校の先生を対象に調査を行いました。[1] 毎回、調査の前に、調査チームは「質問項目の追加と削除」を検討します。そして二〇一五年の調査で初めて「なかなかおむつがとれない子/おもらしをする子が最近増えていると思いますか?」という質問項目を入れたそうです。

すると、「最近そういう子が増えている」と答えた保育園園長が五〇%、幼稚園園長が七〇%という結果がでました。乳児期から在園する子が多い保育園の方が、園でおむつ外しをすすめやすいので、三歳まで家庭で過ごす幼稚園児よりも「なかなかおむつがとれない子/おもらしをする子」が少なめなのだと思います。それでも、保育園と幼稚園の多くの園長が、「最近、そういう園児が増えている」と答えている現状は見過ごすことができません。

さらに、保育園や幼稚園だけにとどまらず、小学校の養護教諭（保健室の先生）の三〇％が、中学でも養護教諭の七％が「なかなかおむつがとれない子／おもらしをする子が最近増えている」と答えています。これは、東京の小学校でスクールカウンセラーをしている知人や、私がこれまでにお会いした全国各地の小中学校の先生の証言と一致します。

こうしたニーズを反映して、最近では子ども用の布製尿失禁パンツが、ネットショップで売られ始めています。サイズも一〇〇cm〜一六〇cmと、四歳から中学生くらいまでのサイズです。子ども用の布製失禁パンツを売っているネットのサイトに行くと、「こんなシーンでお使いください」というのがいくつか紹介されています。

①林間や修学旅行、合宿などのお泊り時に。
②障がいをお持ちのお子様に。
③夜のおねしょが治らないお子様に。
④発表会やテスト中など緊張する時。
⑤公園や行楽で遊びに夢中になっている時。
⑥学校の行事 遠足・通学・通園。

試しに、この、「子ども用の布製尿失禁パンツ」というものを購入してみました。色々なタイプのものがあるようです。股の部分に、紙おむつと同じ高分子吸収体が縫い込まれているものや、布が何層かになっていて外側に防水加工がしてあるものなどです。いずれのものも、一五〇cc程度の尿が吸収できるようになっているので、股の部分はそれなりに分厚くなっていて、決して快適な履き心地には見えません。でも、おもらしして、恥ずかしい思いをするお子さんや、紙パンツをはいていることが周囲にわかってしまって恥ずかしい思いをするお子さんにとっては、布製尿失禁パンツは救いの存在なのだと思います。

2. 以前、おむつは何歳で外れていたのか？

Part 1でも紹介した、大正～昭和の主婦向けの雑誌『主婦の友』のバックナンバーを調べていくと、赤ちゃんの排泄に関する記事をいくつか見つけることができました。例えば、昭和一〇年（一九三五年）ころの記事には、生後六か月くらいでおむつを外していたという記述があります。実際、人間の赤ちゃんは、生後六か月を過ぎるころから、少しずつ溜めて出すことができるようになってくるのです。そうした身体の発達に加え、水道も洗濯機もない昔は洗濯が大変でしたから、なるべく洗濯物を増やしたくないということで、戦前は生後六か月くらいでおむつを外していたようです。ここで重要な点は、生後六か月で「赤ちゃんの排泄が自立していた」わけではなく、「大人がおむつを外していた」ということ。*Part* 1で

お伝えしたとおり子どもの排泄が自立する、つまり、自分で歩いてトイレやオマルの所へ行ったり、排泄したい時に周囲の大人に「ちっち」等の言葉で伝えられることと、大人がおむつを外してあげることとは、別のことです。

●現在、平均三歳後半——昼間のおむつ外れ

その後、日本が高度成長時代に入り始めた昭和三〇年ころには、おむつが外れる平均年齢が一歳半になり、昭和六〇年ころになると二歳半くらいとなっていきます。平成に入ると三歳近くなり、平成二一年にP&Gが日本で行った調査（『日経新聞』「四〇か月おむつ離れの平均月齢」、2009.9.2.）では、おむつが外れる平均月齢が生後四〇か月（三歳四か月）という結果が報告されていました。それから約一〇年を経た今、首都圏の幼稚園の現役の先生は、「三歳終わりころ」が、昼間のおむつが外れる平均年齢だといいます。夜のおむつ外れはもっと遅いと思います。

ひと昔前までは、「三歳で幼稚園に入園するから、それまでにおむつを外しましょうね」ということだったのが、いまは幼稚園でおむつをとってもらうのが主流になりつつあるのが実態のようです。人気のあるいわゆる「名門幼稚園」と呼ばれるところは入園の基準が厳しい傾向にあるので、「入園までにはとってきてください」と言えるそうなのですが、それほど競争がない幼稚園は、厳しいことを言うと園児さんが来てくれなくなるので、「おむつを

外して入園できたらよいですが、できなくても、幼稚園でとりますから安心ください」と伝えるそうです。そういうわけで満三歳の幼稚園入園時におむつが外れていないお子さんというのは、今の一般的な状況のようです。

私が三〇年前に保育園で保育士として働いていたころに、二歳児クラスを受け持ったことがありますが、そのクラスでおむつを替えた記憶がないのです。二歳児は四月の時点でほぼ全員布パンツでした。

「なかなかおむつが外れない現状」について、「これでいいのかな?」という不安を持っている母親もいます。でも、保育や保健医療の専門家に相談しても、「いつか外れるから大丈夫ですよ。大人になっておむつしている人はいないでしょう。焦らずに、その子の自然な発達を待ちましょう」と言われてしまうことが多い。それで母親は、「そうか、うちの子にはまだ早いんだな。」と思って、「その時」を待つわけですが、いつまでたっても外れない。トイレトレーニングを開始してよいと言われる重要な条件、「排尿間隔が二時間以上あいたら」も、ずーっと待ってても全然二時間以上あかなくて、頻尿のまま。そうこうするうちに、満三歳になって、四月からは幼稚園なのに……と、いよいよ焦ってトイレトレーニングを始めるのだけど、うまくいかなくて、イライラして、子どもに八つ当たりしてしまう……。

三歳近くなってからのトイレトレーニングがうまく進まずに、イライラして子どもに暴言を吐いてしまい、自分を責めて苦しんでいる母親は、実はたくさんいます。幼児虐待のきっかけになるリスクもあるといわれています（詳しくは、5章参照）。

3. おむつの長期使用は子どものオシッコトラブルと関係している？

実は欧米では、二〇〇〇年代になってから、トイレトレーニング（おむつの外での排泄）の開始の遅れが、その後の子どもの排尿機能にネガティヴな影響を与える可能性が、研究者の間で指摘され始めています。[2] ベルギーの一〇〜一四歳の四三三二名の子どもを持つ親を対象とした調査[3]では、生後一八か月までにトイレトレーニングを開始しなかった子どもは、後に排尿コントロールの問題を抱えるリスクが高まると指摘されています。また、イギリスで八〇〇〇人の学齢期の子どもを対象として行われた調査[4]では、生後二四か月（満二歳）を過ぎてからトイレトレーニングを開始した子どもは、昼間の排尿コントロール能力に遅れが見られたと報告されています。二〇〇九年にアメリカで実施された研究[5]では、四〜一二歳の切迫尿失禁の症状がある子どもは、そうでない子どもに比べて、トイレトレーニングの開始時期が約三か月遅かったと報告されており、子どもが生後三二か月（二歳八か月）になる前にトイレトレーニングを開始するべきであると指摘しています。欧米でこうした研究が行われ始めている背景には、日本と同様に幼稚園や学校でおもらしする子、おむつが外れない子が増えているからだと指摘されています。[6] 米国の小児科医、Jill M. Lekovicも、著書『*Diaper-Free Before 3*』（二〇〇六年）の中で、「……過去六〇年の間に、下部尿路機能不全（lower urinary tract dysfunction）の子どもが増えており、もう何年もの間、トイレトレーニングの遅れと関連性があることが指摘されている」と書いています。

●なぜおむつの長期使用でオシッコトラブルが発生するのか？

以下は私の仮説ですが、長期間にわたっておむつを使用し続けると、自分の体からオシッコが出ているという事実を脳が認識しづらい（目で見えない、肌で感じない、音も聞こえない等）ため、大脳と膀胱の間の情報のやりとりがあいまいになって、排泄をコントロールする機能が発達しにくく、結果としておもらしや頻尿といったトラブルを抱える子が現れるのではないかと考えられます。これに関連した研究として、二〇一二年に発表された「保育園における幼児の排泄自立とトイレ環境・排泄援助の影響」の調査[7]があります。一歳児クラスで排泄の自立指導を進める際に、「布パンツをはかせて、床でおもらしすることを当然のことと捉えて対応した」A保育園と、「おもらししたことに対して子どもが羞恥心をいだかないよう、布パンツの上からおむつを重ねて履かせた」B保育園を比較したところ、「A保育園の一歳児の方がおむつが外れるまでの期間が早かった」という結果が出ました。このため論文の著者は

「布パンツの上におむつを重ねてはくことは、幼児が排尿感覚に敏感になる機会を妨げていたかもしれない」と指摘しています。

おむつに頼り過ぎない保育を実践する保育園においても、[8]園ではそこそこ「オシッコを溜めて出す」ことができていた〇～一歳児が、週末、家で紙おむつをつけて過ごし、月曜日に登園してくると、溜めることができなくなっていて、パンツで頻繁にもらす子が、毎年必ずいると言われます。おもらし状態は火曜日の午前中くらいまで続くそうです。こうした事実からも、おむつの長期使用で、排泄コントロールの機能が育ちにくくなる可能性がうかがえます。

本著*Part 1*でお伝えしたとおり、おむつをほとんど使わないで育つ国や地域の子ども達が生後一歳半～二歳ころまでには排泄が自然に自立する事実から、排尿コントロールの機能は、一歳半～二歳ころまでには、本来かなり発達した状態になっているのではないかと考えられます。そのため、「おむつの中のみで排尿」を生後二年、三年と長く経験した子どもの中に、排尿コントロールに関わる機能が自然に育つ、一歳半～二歳ころというベストタイミング（敏感期）を逃してしまったため、幼児期～学齢期になっても排尿コントロールが上手くできない子が出てくる、とは考えられないでしょうか。

●昼間のおもらしと、夜のおもらしの違い

小学生になっても、夜寝ている間にオシッコを漏らしてしまう「夜のおもらし」と、日中、学校でオシッコを漏らしてしまう「昼間のおもらし」とは、原因が異なると言われています。

★夜のおもらし（夜尿症）

夜のおもらしはその子の体質によるところが大きくて、多くの場合は病気ではなく、小学校四～五年生ころまでには自然に治っていくと言われています。男女を比較すると、三対二などと言われ、男子に多いようです。体質なので、両親のどちらかが子ども時代に夜尿症であると、その子どもも夜尿症になりやすいそうです。

夜尿は、夜寝ている間に作られる尿の量と膀胱の大きさのバランスが悪くて起こると考えられています。夜間、私たちがおもらししないのは、寝ている間に、抗利尿ホルモンという、オシッコをたくさんつくらないように濃縮させる働きをするホルモンが分泌されるからです。抗利尿ホルモンは成長と共に適量が分泌されるのですが、それに少し長い年月がかかるお子さんが夜尿症になりやすいようです。抗利尿ホルモンの不足で、寝ている間に薄いオシッコがたくさんつくられてしまい、膀胱の大きさが十分でないため、たくさんのオシッコを溜めておくことができない。この、尿量と膀胱の大きさのバランスが悪いことが、夜尿の主な原因だと言われます。睡眠のリズムや寝付きが悪いことも原因の一つとして挙げられています。その他、可能性は低いですが、病気が潜んでいる場合もあるため、小学校の高学年になっても夜尿が頻繁にある場合は医師に相談した方が良いと言われます。

★昼間のおもらし

小学生になっても昼のおもらしが続くのは、夜尿症とは異なり、オシッコを溜める・出すという、排尿をコントロールする機能が未熟なことが主な原因だと言われています。なぜ未熟なのかというところまで掘り下げた研究は、日本ではほとんど行われていないようです。欧米では「切迫尿失禁等の子どもの排尿トラブルは、トイレトレーニングの開始の遅れと関係がある」という先行研究的な論文が、二〇〇〇年代になってからいくつか発表されています。

私もこれら欧米で発表された論文のように、おむつの中で排泄し続けた期間が長いことが、小学生になっても昼間のオシッコをコントロールできない原因の一つではないかと疑っています。おむつの中で排泄し続けていると、身体からオシッコが出るのだという事実を脳が認識しにくい。その結果、一部のお子さんに、「排尿をコントロールする機能が適切に育たない」という現象が起こるのではないでしょうか。夜尿は成長と共に自然消失するケースが多いですが、昼のおもらしには病気が隠れている可能性もあるとされます。自然に治るケースもあるようですが、治療の対象となるケースが少なくないようです（次頁のカコミ記事参照）。

――昭和大学藤が丘病院小児科〈オシッコトラブルどっとこむ〉ウェブサイトより抜粋

★子どものおねしょ（夜尿症）

……夜尿症の原因として、いくつかの理由が考えられますが、完全に科学的に証明されている原因はみつかっていません。現在考えられている原因としては以下のことが考えられます。

①睡眠中にオシッコを濃縮し、オシッコの量を低下させるホルモン（抗利尿ホルモン）が充分に分泌しないために、膀胱容量以上にオシッコが作られてしまう。②自律神経の働きが弱く、夜間睡眠中に膀胱が充分大きくならないたいために、オシッコが膀胱からあふれてしまう。③睡眠のリズムや寝付きが悪く、本来眠りが浅くなる明け方に、眠りが深くなってしまい、尿意を感じることが出来ない。

これらのいずれか、または全ての原因が合わさって、夜間睡眠中にオシッコで下着や寝具等を濡らせてしまうと推察されています。昼夜の睡眠リズムと排尿リズムが確立されていない幼児期では、おねしょは生理的な現象であり問題はありませんが、六歳を過ぎても週に一～二回以上おねしょをする場合には、生活指導を受ける必要があります。

夜尿症に詳しくないドクターや子育て専門家の一部の方からは，おねしょは育て方や本人の性格、さらに精神的な問題などに原因があるといわれますが、医学的には実際のところほとんど関係はありません。おねしょの遺伝的な関係はよく知られています。両親に夜尿症があった場合、お子さまが夜尿症になる頻度は七五％、片方の親に夜尿症があった場合は五〇％になるといわれており、かなり遺伝的な要素が強いと考えられています。また，お子様の夜尿症の治る時期は，両親のいずれかが夜尿症の治った時期に一致することが知られています。

★昼間のおもらし

子どものおもらしは、医学用語では尿失禁症といい、その主な原因は、オシッコを貯める・出すなどの機能の発達が遅れているためだとされています。小学生以降の昼間のおもらし（尿もれ、ちびり：尿失禁症）は比較的めずらしいと思われがちですが、小学生から中学生の子どもの一割程度にみられます。症状としては、「パンツやズボンを濡らしてしまう」「尿を少しだけちびる」「トイレに行った後にすぐにまた行きたくなる・ちびる」「オシッコが我慢できない」などがあります。

昼間のおもらしは、おねしょを伴っていることが多いですが、昼間のおもらしと夜間のおねしょは対処法がまったく異なります。昼間のおもらしは、膀胱の形やオシッコが通る管（尿道）、背中や骨盤の神経に何らかの異常をともなっている場合もありますが、多くは神経や形の異常がないのにもかかわらず、機能的な問題で昼間のおもらしをしています。

昼間のおもらしは放置しておくと尿路感染を繰り返したり、腎臓に障がいを起こすこともあるので子どもの排尿障がいの専門医による診断と治療が不可欠です。……専門外のクリニックなどを受診すると…、「大きくなれば自然に治るよ」、「ご両親の育て方が悪いからだよ」…、「様子をみましょう」になり、検査も治療もしてもらえない実情があります。

また治療を開始されても、効果が薄いお薬を長期間にわたり服用したり、さらに、昼間のおもらしとおねしょ（夜尿症）が全く同一に扱われてしまっていることも少なくありません。

子どものおもらしは、年齢や症状などにより三つの原因に分類されます。

①オシッコを出す、貯めるなどの機能の発達が遅れている。②膀胱や尿道、腎臓の構造に先天的（生まれながら）に異常がある。③背骨の神経（脊髄）や脳に先天的に障がいがある。

これらのなかで「オシッコを出す、貯めるなどの機能の発達が遅れている」が最も多い原因です。生まれつき異常がある場合は新生児や乳児期に病気が見つかりますが、「オシッコを出す、オシッコを貯める発達が遅れている」場合はトイレトレーニング終了後にはじめて症状がでるので、見逃される頻度が高くなります。また、子どもの尿漏れについて、小児科医や泌尿器科医の多くは、この病気について詳しくないので、適切な診断やアドバイスを受けられないと思われます。いわゆる専門家と言われるドクターは、日本全体でも数十名程度しかいないのが現状です。

http//pee-trouble.com オシッコトラブルどっとこむ
昭和大学藤が丘病院小児科（二〇一八年九月一日）

4. 便秘の子どもも増えています

保育園や幼稚園や学校現場からの、「便秘の子どもが増えている」という報告もよく耳にします。実際、二〇一五年に行われた全国約五〇〇〇人の小学生を対象とした調査[9]でも、小学生の五人に一人が病的な便秘状態にあり、かつ、そうした便秘状態にある子の親の三割は、子どもが便秘状態であるという認識がないという結果が報告されました。米国でも二歳から一〇歳の子どもの三〇％に慢性的な便秘症状があると指摘されています。[10]最近の特徴としては、重症便秘の子どもが増えているということです。便秘の原因には様々なものがあり、特に、子どもの便秘のほとんどを占める「排出困難型便秘（直腸性便秘）」の原因については、医学的にはまだはっきりと解明されていないそうです。可能性ある原因としては、もともとの便秘体質であるとか、離乳食が始まって固形物が体に入るようになったためとか、便意を我慢したことがきっかけになって等があげられます。

子どもが便秘になるきっかけとして「トイレトレーニングを開始したから……」と指摘する医師もいます。便秘症の子どもの約一割が該当するそうです。私はこの事実にもっと注目すべきだと思います。原因は、とてもシンプルだからです。生まれてからの数年間、おむつの中でウンチをすることを学習した結果、おむつの中という閉鎖空間が安心して排便できる場所となり、開放空間でウンチをしたいという身体能力を失ってしまったのではないでしょうか。だからおむつを外して、トイレやオマルという穴の開いた場所でウンチをすることに身体が抵抗して、おむつを外すと、便意が止まってしまい、それが原因で便秘が悪化してしまうのではないでしょうか。

パターンとしては逆ですが、大人が紙パンツをはいてその中でオシッコやウンチをしようとしても、なかなかできないのと、全く同様の理由ではないかと思います。

さらに最近では「ここ一〇年～一五年くらいの間に、トイレでウンチができなくて、でも、紙おむつの中でするのも恥ずかしくて、結果、どこにもウンチができないという幼児～小学生が現れている」と指摘する小児科医もいます。

オシッコを我慢するのは難しいけれど、便意は子どもでも我慢できてしまう。だから重症なケースだと一か月くらいたまってしまって、最終的にひどい腹痛を訴えて救急車で運ばれてくる。あるいは、もうそれ以上ためられなくなると、便失禁状態になって、便のやわらかい部分が肛門からもれて出てきて、いつもパンツがウンチで汚れていて……のような状態になる。そんな重症便秘になってしまっていると、全身麻酔して、一日がかりで洗腸や浣腸をして、便を掻きだすという外科的な処置が必要になるのだそうです。

5. 知られていない便秘の正しい知識――その便秘対策、間違っているかも?

〈便秘〉、と一言で言っても、原因によって対処方法が異なります。しかし、それを知っている医療の専門職は、実はまだあまり多くないのだそうです。

表「慢性便秘の分類と対応法」(一二三頁)のとおり、まずは「機能的な問題」か、「器質的な問題」かという違いがあります。器質的な問題の場合は、癌などの病気が原因であることがほとんどなので、病気(原疾患)を治療する必要があります。一方、機能的な問題による便秘は、「排便の回数が少ない(主に大腸で起こる)」のか、「排便が困難(主に直腸で起こる)」なのかで、対応が異なります。

子どもの便秘の多くは、直腸および肛門からの「排便が困難」なケースが多く、以前は「直腸性便秘」と呼ばれていました。直接的な原因は、腹圧の低下(いきめない)、直腸の知覚低下(便意を感じにくい)、直腸の収縮力低下(直腸が伸びてしまっている)などです。こうした問題は「なんらかの理由で便意を我慢したこと」がきっかけで起こることもあります。

実は赤ちゃんの中にはおむつの中で排便することがイヤで便意をガマンしてしまう子がいま

す。そして、「おむつを外してオマルやトイレ等の開放空間で、体を起こした姿勢で腹圧をかける」という生理的に適切な姿勢で排便すると、便秘が改善することがあります。そのため小児の便秘を専門とする医師の中には、乳児の便秘治療法の一つとして「首がすわっている赤ちゃんなら、トイレの補助便座やオマルに座らせることが効果的なこともあります」と指導する人もいます。戦前の雑誌『主婦之友』でも、「おむつの外で排便すると便秘になりにくい」との記載があることから、便秘とおむつの関係を、昔の人も知っていたようです。

排便回数が減ってしまうタイプの便秘、別名「大腸性便秘」の種類は、大きく分けて二つあります[◉11]。

一つは「大腸通過遅延型」です。運動不足やストレスでなることが多いので、運動や腹部のマッサージによって改善することもあります。旅行へ行ったり、環境が変わったり等の精神的な緊張で起こることもあります。その他、薬の副作用として起こる場合や、病気が隠れている場合もあります。

もう一つの「大腸通過正常型」は、高齢者などが「食事量（特に繊維質）や水分が少なくて十分な便が作られない」ために起こるもので、十分な食事量と水分を摂取することで改善する場合があります。

一般的な傾向として、便秘になると、お腹のマッサージや、繊維質や水分を多く摂ること等が医師から勧められます。でもそうした対策は、「排便回数減少型」の便秘の場合には有効なのですが、子どもの便秘のほとんどである「排便困難型」の場合には、あまり効果がありません。子どもの便秘の専門医・中野氏も著書の中で、次のようにいっています。

緩下剤・食事療法・オリゴ糖など、運動・マッサージは、便を直腸のところまでスムースに来させる手段です。直腸・肛門からの排便は、これらをいくらやってもダメです。

（『赤ちゃんからはじのまる便秘問題』p. 187）

赤ちゃんの便秘で悩んでいたお母さんから、こんな話をよく聞きます。「離乳食を始めたころからひどい便秘になって、ぜんぜん出なくて。何軒もお医者さんを回って、マッサージや食事療法など、良いと言われることは全部やったのですが、ぜんぜん治らなくて。ところがおむつを外してオマルやトイレでさせたら治っちゃいました！」

表　慢性便秘の分類と対応法

<table>
<tr><th colspan="2">原因分類</th><th>症状による分類</th><th>専門的検査による病態分類</th><th>原因となる疾患・病態</th><th>対応方法</th></tr>
<tr><td colspan="2" rowspan="4">機能性便秘</td><td rowspan="2">排便回数減少型
（大腸性便秘）</td><td>大腸通過遅延型</td><td>特発性
症候性：代謝・内分泌疾患、神経・筋疾患、膠原病、便秘型過敏性腸症候群など
薬剤性：向精神薬、抗コリン薬、オピオイト系薬</td><td>・原疾患の治療
・運動/マッサージ
・原因となる薬剤の見直し
・下剤</td></tr>
<tr><td rowspan="2">大腸通過正常型</td><td>経口摂取不足（食物繊維不足を含む）
大腸通過時間検査での偽陰性など</td><td>・十分な食物摂取（食物繊維含む）
・十分な水分摂取</td></tr>
<tr><td rowspan="2">排便困難型
（直腸性便秘）
＊幼い子どもの便秘の多くはこのタイプ

※高齢者介護の分野では「おむつ性便秘」と呼ばれることも</td><td>硬便による排便障困難・残便感</td><td>・下剤</td></tr>
<tr><td>機能性便排出障害</td><td>骨盤底筋協調運動障害
腹圧低下
直腸知覚低下
直腸収縮力低下など</td><td>・生理学に合った排泄の習慣化（姿勢、時間）
・首の座っている赤ちゃんなら補助便座やオマルでに座らせることも効果的
・肛門刺激（綿棒/浣腸）</td></tr>
<tr><td rowspan="3">器質性便秘</td><td>狭窄性</td><td></td><td></td><td>大腸癌、クローン病、虚血性大腸炎など</td><td rowspan="3">原疾患の治療</td></tr>
<tr><td rowspan="2">非狭窄性</td><td>排便回数減少型</td><td></td><td>巨大結腸症</td></tr>
<tr><td>排便困難型</td><td>器質性便排出障害</td><td>直腸癌、直腸重積、巨大直腸症、小腸癌、S状結腸癌など</td></tr>
</table>

＊『慢性便秘症の診断と治療』味村俊樹（自治医科大学付属病院　消化器外科教授）に著者が加筆。

6. おむつの長期使用と便秘の子の増加は関係ある?

子どもの便秘等の排便トラブルの増加とおむつの長期使用との関連性について指摘した研究論文は、まだ発表されていません。しかし、小児科医の中には、おむつの長期使用も原因の一つではないかと指摘する人はいます。また、別の医師は、「おむつの外であれば、『ああすっきり出て気持ちがいい』という感覚が保たれ、よい排泄習慣が定着する」と言います。実は、高齢者介護分野で、「おむつ外し」に取り組む介護専門職の中には、直腸で起こっている便秘のことをはっきりと「おむつ性便秘」と呼ぶ人もいて、「便秘の発生とおむつ使用には密接な関係がある(おむつの中での排便をやめると、便秘が改善する高齢者が多い)」と指摘します。おむつなし育児を実践している赤ちゃんを観察していても、同様の傾向が見られました。生後六か月くらいから排便がコントロールできるようになってくると、おむつという閉じられた空間で排便することがイヤで(ウンチがお尻にくっつくのが不快で)、一度に出し切らずに数回にわたってチョロチョロ排便したり、あるいは、排便そのものを我慢してしまうように見受けられました。そして、おむつを外してオマルやトイレで排便させると便秘が改善することがあるのです。

こうした事実から、おむつの使用と便秘の発生には関係がある可能性が高いと考えられます。

高齢者介護分野での直腸性便秘対策

高齢者介護でおむつ外しに取り組む人たちの中には、「直腸性便秘＝おむつ性便秘」だと言う人もいます。おむつの中でウンチをするのはイヤだし、そもそも仰向けで寝た状態では腹圧をかけにくいから気張ってウンチを出しにくくて、その結果、高齢者が直腸性便秘になることが多いのだそうです。だから、介護分野でおむつ外しに取り組む人たちは、直腸性便秘の予防方法として、「生理学に合った排便習慣を実現すること」が大事だと言います。

生理学にあった排便習慣とは：

① 仰向けに寝た姿勢ではなく、腹圧をかけやすい座った起立姿勢をとる、

② 食後に腸がぜん動運動を始めたときにトイレに座ってもらう。朝のほうが副交感神経が優位なので体が排泄しやすい状態になっているから。

これら①〜②が実現できると、高齢者も直腸性便秘になりにくいのだそうです。

『ウンコ・オシッコ」の介護学』（三好春樹著、雲母書房）を参考に、著者作成

●欧米でも子どもの便秘は深刻化している

欧米でも子どもの便秘は増えている。米国の小児科医やジャーナリストが次のように指摘します。

欧米では子どもも大人も便秘症が増えている。子どもの場合は、おむつ外れの遅れと、便秘の増加には関係がある。おむつが外れていないと、便意が起こっても、おむつの中でスグには排泄しないで我慢してしまう傾向があり、すると便はどんどん硬くなって、排泄しくくなっていく。

（小児科医、*Jill M. Lekovic, Diper-Free Before 3*, 2006）

学校教師や医師たちから、幼児や学齢期の子ども達の排泄トラブルの報告がたくさん寄せられるようになった。欧米社会において排泄トラブルは年々深刻化している。二歳〜一〇歳の子どもの三〇％が慢性的便秘症状を抱えている。

（ジャーナリスト、Jennifer Margulis , *The Bisiness of Baby*, 2013）

「すっきりウンチが出て気持ち良い」という健康な排便習慣が身についていないと、二歳を過ぎて遊びに夢中になっていたりする時に便意が起こると、遊びを中断することがイヤで、便意をがまんしてしまうこともあるのだそうです。

7. 障がいがある子どもの排泄トラブル

障がいがない子どものおむつ外れが遅くなっている現在、障がいがある子どものおむつ外れは、さらに遅くなってきていています。

一般的にはほとんど知られていませんが、おむつが外れず、辛い思いを抱える障がいがある子とその親が増えているのです。特に最近、私のところへも相談が時々あるのは、発達障がいでこだわりが強いお子さん。こだわりが強いため一度おむつの中で排泄することを学習してしまうと、なかなかその習慣を変えられない。開放空間で出すことを再学習するのが、普通の子ども以上に大変で、トイレトレーニングがこじれてしまうことが多くなる。東海地方のある県で、実際にあったケースなのですが、発達障がいでこだわりの強いあるお子さんが、小学校へ上がる年齢になっても、どうしてもトイレでオシッコができなくて、それが主な理由で小学校に行くのをあきらめてしまったそうです。

別のケースですが、やはり発達障がいでこだわりが強い保育園に通うお子さんで、おむつ外しが進まず困っているという相談がありました。知的にはそれほど問題のない子どもさんでした。四歳を過ぎてしばらくたった時、保護者と保育園が相談して、「もうそろそろおむつを外しましょう」ということになりました。そして、ある朝、登園してきた本人にもよく説明して、布パンツをはかせたそうです。でもそのお子さんは、どうしてもトイレではオシッコができません。布パンツをはかされた状態で排泄すると〝服を汚して床にも漏らしてしまう〟ということもわかっているので、パンツの中でもオシッコをしないように我慢しました。結局、朝、布パンツをはかされた時から、夕方、保護者が迎えに来るまで、ずーっと我慢してしまいました。その状態が何日も続き、「膀胱炎にでもなったら大変！」ということで、最終的にまた紙おむつに戻ってしまったそうです。

似たようなケースは、私が知っているだけでもたくさんあるので、実際にはもっと多くの障がいがある子が、排泄の自立が上手く進まずに辛い思いをしているのではないかと推察します。障がい児の専門職の方によると、障がいがあるお子さんが抱える様々な課題の中でも、排泄の課題はつい後回しにされがちで、「今は、性能の良い大きなサイズの紙おむつがあるし、いつか外れるだろうから、オシッコ・ウンチなんかよりも、もっと他の事ができるようになることが先だよね」となってしまうのだそうです。そうして、排泄の自立はどんどん先延ばしにされる結果、小学校中学年になってもおむつが外れなくて、「いつになったら外れるの！」ということになってしまうのです。

●障がいがある子も「おむつに頼りすぎない育児」は可能

しかし、障がいのあるお子さんでも、〇歳のころからおむつに頼りすぎない排泄を経験できると、その子のベストタイミングで排泄が自立することは可能なのです。そうした例は国内外でたくさんあります。例えば、先天性の筋ジストロフィーのお子さんのケース。そのお子さんは障がいのために、五歳になっていても自分の足で歩けないのですが、〇歳のころから自然な排泄をさせてくれる保育園へ通っているために、排泄したくなるとちゃんと周囲に知らせ、オシッコ・ウンチをすべてトイレでできるのだそうです。その他、ダウン症や脳性まひのお子さんでも、〇歳からの自然な排泄体験のお陰で、排泄の自立がこじれることなく自然に進むケースはあります。

障がいがある子もない子も、排泄の自立の理屈は同じです。月齢の低い赤ちゃんはおむつを替えようと開いたら、オシッコをしゃーっと飛ばします。その「開放空間で排泄する」という能力を持って生まれてきているので、それを失わないようにサポートしてあげるだけです。ただ、障がいのないお子さんの排泄は一歳後半から二歳前後に自立していくのが一般的ですが、障がいがあるお子さんは、それがもう少し先になる可能性があります。そのため、おむつ外しの目標を大人が設定せず、オマルやトイレでの排泄にもこだわりすぎないで、その子がトイレに行きたい時が自分でわかるようになるまで、介助しながら「おむつに頼りすぎない排泄」を経験させてあげていると、その子の「ベストタイミング」で排泄が自立していくことが多いようです。

voice 宮本浩子さん・助産師・鍼灸師　三七歳／長女四歳、次女一歳

◎大学病院や総合病院で助産師として約一三年間勤務。現在は鍼灸師として開業、主に妊婦や産後女性に対して施術を行う。児童館で助産師相談（育児相談）も担当。

●長女とのおむつなし育児――自然な排泄に寄り添うだけで、お世話が楽に！

私が初めて「おむつなし育児」を知ったのは、独身だった一〇年以上前。何かの雑誌で紹介されている記事を見て、「へ～、そんなのがあるんだ～」と少し興味を持ちました。

その後、結婚して長女を出産。ある日、生後二か月くらいになった長女を連れて、私と同時期に出産した仲の良い友人宅へ遊びに行ったんです。そしたら友人が、生後間もない子を、オマルで排泄させているのを見て、びっくり！　私は、「産後スグ」っていうのは、ハードルが高くてやれないだろう……と思っていたので、驚きました。でも友人は笑いながら「簡単だよ～」と言うのです。

そこで私も早速オマルを買って、授乳中の長女のお尻にあててみたら、ちゃんとするんですよ！「わ～、すごいな！　これはやりたいな！」と思い、本格的に始めました。すると、子どものおむつかぶれがスグに治っちゃって！　外出先では、家にいる時よりもオシッコ

を長時間が溜められることがわかってきたので、外出先でもトイレでさせたりして、おむつをあまり濡らさなくなっていきました。私としては、「頑張ってやっていた」という感じはなくて、ただ赤ちゃんの排泄に自然に寄り添っていた、という感じですね。

生後三か月になると、ウンチをする時間が安定してきました。生後四か月ころには、夜、寝ている間にはあまりオシッコをせず、朝にまとめてするようになり、生後六か月には、昼も夜も、おむつを濡らすことが減っていき、「これはすごい！　なんて楽なんだろう！」と思いましたね。

ただ、生後一〇か月くらいの、自分で動けるころになると、オマルに座らされるよりも「遊びたい」という気持ちが強くなって、おむつの中でしてしまうことも少し増えました。まあでも朝の寝起きには、オマルでまとめてオシッコ・ウンチをするし、お昼寝後もするし……という感じだったので、できる範囲で続けました。

長女は一歳一か月から保育園に預けました。保育園では、「〇～一歳のトイレやオマル」という対応はしてもらえなかったので、布おむつをつけていました。保育士さんは、「布おむつの中でオシッコをしなくなったら、おむつを外します」とおっしゃって。私が「そうじゃないのです。おむつを着けっ放しだから、その中でしてしまうのです」と説明しても、理解していただけなくて……。

家にいる時は、一歳過ぎてからは、昼も夜もおむつの中ではほとんどしなくなっていきました。そして、一歳半ごろしっかり歩けるようになったころには、自分で歩いてトイレ行くようになっていましたね。だから、いわゆる「トイレトレーニング」というものは、全くしなかったです。必要なかったのです。

保育園では、相変わらず、布おむつを着けたままだったのですが、二歳三か月ころに、おマタがひどくかぶれてしまうことがありました。そうしたらようやく、保育園側も理解して、布パンツにしてくれました。「おむつを着けっぱなしにしているから、その中でしてしまう」ということを、やっとわかっていただけました。

●次女は生後八か月から保育園へ行き、一歳八か月で昼も夜もほとんどおもらしなし

次女は生まれた日から始めました。オマルにかけると、ほんとにそこでしてくれるのです。ただ、新生児のころは排泄回数が多いので、全てのオシッコやウンチをオマルでさせていたわけではなくて、できる時だけやっていました。

次女の時は、産後一か月から仕事に復帰したので、長女の時ほどはゆったりと排泄に向き合うことはできませんでした。布おむつを使いながら、時間を決めてするとか、仕事の合間とかに、オマルでさせるということを可能な範囲で続けました。生後四か月くらいになると、次女も、夜のオシッコの間隔が開いていって、朝起きた時に、オシッコやウンチをまとめてするようになっていきました。

次女は生後八か月で保育園に預けました。その保育園では、私が保育士さんに「おむつ

なし育児」に関する雑誌や本を見せて紹介すると、理解を示してもらえました。そして、お昼寝の後のおむつが濡れていない時などに、トイレへ誘導してもらえるようになったのです。すると、それを見ていた他の園児さんも、真似をしてトイレに座りたがるようになっていったみたいです（笑）。

今、一歳八か月になった次女は、家では布おむつ、保育園では紙おむつをつけています。おむつの中ですることは、もうほとんどないのですが、「用心のためにしている」という感じです。夜も布おむつを着けていますが、ほとんど漏らさないです。夜、漏らしてしまうのは、疲れた時や、体調を崩し始めた時などです。子どもの排泄に気をつけていると、心身の状態や体調の変化がとてもわかりやすいです。

おむつなし育児を実践して、赤ちゃんの排泄にアンテナが立つようになることで、結果として、子どもに対する観察力が向上したと実感しました。おむつの中で排泄した後に対応するよりも、排泄する前に対応してあげたいなと思っていると、自然に、子どもの体や心の変化を敏感に感じとれるようになっていくんです。これって、すごくシンプルで、そして、楽だと感じましたね。

長女が生まれた当初は、紙おむつを使っていた時もありました。でも、「一枚〇〇円」という値段がはっきりしている紙おむつだと、どうしても、「一回で捨てるのはもったいないな〜」という気持ちがおこってしまうんです。「もったいない」と「汚れたらスグに替えてあげたい」という気持ちの間で悩んじゃう。しかし、布おむつを使うとか、なるべくオマルでさせるという方法に変えてからは、「赤ちゃんが排泄したい時にさせてあげればいいんだ」ということで悩む必要がなくなって、気持ち的にすごくらくになりました。

●おむつなし育児を誤解なく伝えるのは少し難しい

そんな感じで、私自身がとてもらくで楽しかったので、おむつなし育児を他の人にも紹介する活動をしていたら、助産師仲間から、「今のお母さんたちは、すごく大変な思いをして子育てしているんだから、その上に、〝おむつなし育児〟なんていう、面倒くさそうなことをさせるのは、育児の負担が増えてよくないのでは？」と忠告されることがありました。本当はそうじゃないのに、上手く伝えるのはなかなか難しいです。

今、私は地域の児童館で「助産師による子育て相談」をやらせてもらっています。でも、おむつなし育児については、まだ紹介していません。仲間の助産師から忠告されたように、「お母さんにとって負担だ」と誤解されてしまうリスクは、確かにあるかもしれないので、慎重に進めていきたいと思っています。そして、近い将来、私がもう少し児童館での育児相談の仕事に慣れてきたら、おむつなし育児を紹介していきたいですね。児童館に〇歳から使えるオマルが何気なく置いてあるとか、児童館の保育士やスタッフも気軽におむつなし育児を紹介できるとか、そういう状況になっていったらいいな。児童館では、離乳食、ベビーマッサージ、トイレトレーニングなんかの講座も開催されているので、いつか、「おむつに頼りすぎない育児」の話もできる日がくるといいな、と思っています。。

●助産師として思うこと

私が学んだ助産師や看護師の養成校では、赤ちゃんの排泄に関しては表面的なことしか教わりませんでした。オシッコの回数とか、便の状況などの、正常（健康）と異常（病気）の違いとか、排泄に関する解剖学的な知識などです。結局、人間の赤ちゃんが、動物として一番自然な「おむつの外」で排泄をして育つと、排泄コントロールの能力がどのように発達していくのかということは、私はどこでも教わりませんでした。

保健医療従事者養成校の授業の中で、赤ちゃんの排泄のお世話の方法が、どういう理由でどのように変遷してきたのかという歴史的な事実や、子どもの排泄に関する現代の問題について、きちんと伝えていく必要があるんじゃないかと私は思います。今の風潮の「なるべく手をかけない育児で、なるべく楽な育児」がいいと思ってやってきた結果、結局、トイレトレーニングで大変になって辛い思いをしているお母さんって、本当に多いからです。専門職の養成校で、「布おむつがいい」とか、「おむつなし育児がいい」とかいう表面的な方法論ではなくて、排泄のお世話に関する歴史的背景と現代の問題点を教える内容が学校の授業に組み込まれてくると、もっと良い方向へと状況は変わっていくんじゃないかと思います。

地域で子育て相談をしていると、三歳過ぎてからのトイレトレーニングの相談を受けることもあります。あるいは、私の子どもたちが二歳になる前からトイレでしているのを見ると、驚かれて、「どうやったらできるの?」と聞かれることがあります。あたり前のことなのですが、○歳のころからの、日々の排泄のお世話を丁寧に積み重ねていった結果、自然と子どもがそうなっていくわけなので、急にはできないんですね。だから、「どうやったらおむつが早く外れるのでしょうか?」と聞かれても、答えに困る場面が多いです。だって「○歳からの積み重ねです」って言ってしまうと、言われたお母さんにしてみたら、救いがない感じで、なんだか申しわけないじゃないですか。

生後間もない時期から、子どもの自然で気持ち良い排泄に、親がなるべく応えてあげるという、ただそれだけの、すごくシンプルなことの積み重ねなのです。なるべくおむつの外で気持ち良い排泄をさせてあげようとアンテナを立てていると、子どもの排泄行動の変化がすごくよくわかってきて、それによって、排泄行動だけじゃない、子どもの成長や心身の変化にも気づけるようになっていく。すると、大人が何かすごく頑張らなくても、必要な時にちょっとだけサポートすれば、子どもは自分で成長していってくれるのです。

◉註

1. 出典：野井信吾他「子どもの〝からだのおかしさ〟に関する保育教育現場の実感」「子どものからだ調査2015」の結果を基に。日本体育大学第二紀要、四六巻一号、二〇一六年、一―一九頁。
2. 「『おむつなし』による排泄ケアの実践と普及に関する研究・乳幼児から高齢者まで」二〇一二～一四年度、科学研究費助成事業、研究代表・三砂ちづる。
3. Bakker E, Van Gool JD, Van Sprundel M et al., 2002, Results of a questionnaire evaluating the effects of different methods of toilet training on achieving bladder control, *BJU Int*, 90(4), pp. 456-461.
4. Joinson C, Heron J, Von Gontard A et al., 2009, A prospective study of age at initiation of toilet training and subsequent daytime bladder control in school-age children, *J Dev Behav Pediatr*, 30(5), pp. 385-393.
5. Barone JG, Jasutkar N, Schneider D., 2009, Later toilet training is associated with urge incontinence in *children, J Pediatr Urol*, 5(6), pp. 458-461.
6. Jennifer Margulis, *The Business of Baby: What Doctors Don't Tell You, What Corporations Don't Tell You, and How to Put Your Pregnancy, Childbirth, and Pregnancy Before Their Bottom Line* , 2013.
7. 村上智子「保育園における幼児の排泄自立とトイレ環境・排泄援助の影響」『東北文教大学・東北文教大学短期大学部紀要』第二巻、二〇一二年、二五―四〇頁。
8. 三砂ちづる著『赤ちゃんにおむつはいらない』勁草書房、一六八頁。
9. ＮＰＯ法人日本トイレ研究所「小学生の排便と生活習慣に関する調査」、二〇一六年（ネットからダウンロード可）。
10. Jennifer Margulis, 前掲書。
11. 中野美和子著『赤ちゃんからはじまる便秘問題』言叢社、二〇一五年。

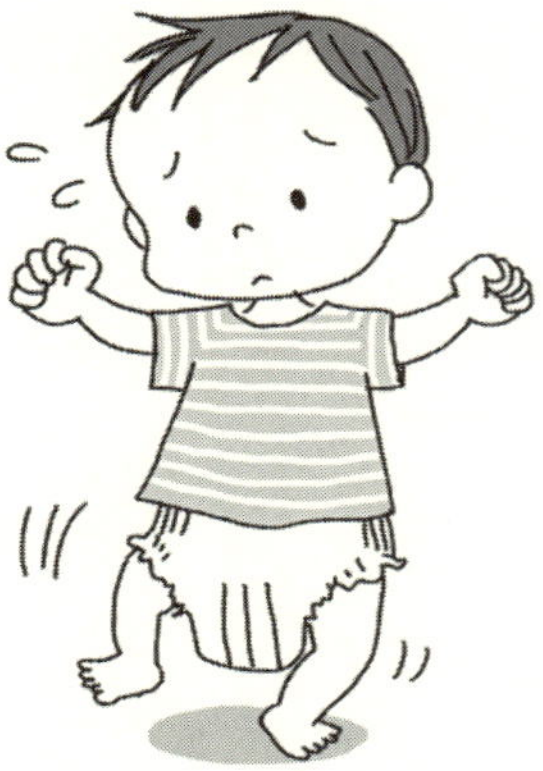

4章　誰も言わない「重たすぎる紙おむつ」の問題

1．腰痛の赤ちゃんが増えている？！

ここ数年、ベテラン保育士さんたちから、「最近、ヨチヨチ歩きするようになった赤ちゃんの中に、腰痛や椎間板ヘルニアの子が少しずつ増えているっていうウワサを、保育の現場で時々、耳にします。その現状や原因はまだよくわからないんですけど、でも私たち保育士は〝何回分かのおしっこが溜まっている重たすぎる紙おむつが、原因の一つじゃないのかな？〟」、という話を聞くことが時々あります。

紙おむつの性能が上がって、「最長一二時間まで大丈夫！」のような宣伝文句が、おむつのパッケージに大きく書かれているのを見たり、ＴＶのコマーシャルで流れているのを聞いたお母さんたちの中に、それを鵜呑みにして、本当に長時間換えない方が増えているというのです。

赤ちゃんが腰痛？　と聞いて、びっくりしますよね。私も最初は驚いて「どうして赤ちゃんが腰痛だってわかるのですか?」と尋ねました。すると「抱っこしていると泣かないけれど、床に仰向けに寝かせると毎回激しくないてしまう赤ちゃんがいて、『ちょっとおかしいんじゃないか?』って病院に連れていったら、なんだか腰のあたりにトラブルがあることがわかった」っていうことらしいのです。もちろん、赤ちゃんたちの多くは、よく言われる〝背中スイッチ〟があったりするので、「抱っこされていて床に降ろすと泣いてしまう」というのはよくあることです。ですが、例えば、ベビーマッサージなどの、本来、多くの赤ちゃんが気持ち良くなるような場面で、ある赤ちゃんは、「とにかく床に仰向けに寝かせると、毎回、激しく泣いてしまって、それで『何か体に異常があるんじゃないか?』って病院に連れていったら、腰のあたりにトラブルが……」ということがわかったそうなのです。

実はこの手の話を、ここ二年ほどの間に、全国の様々な場所で聞くようになっています。そこで、話の真相を確かめるために、参考になりそうな論文等がないかリサーチしているのですが、実情はまだよくわかっていません。

そんな折、保育士向けの月刊誌『保育とカリキュラム』の二〇一六年四月号の「排泄特集」の中の、「子どもの排泄に関する保育士の悩みに、大阪府立大学の中谷奈津子准教授(現在は神戸大学准教授)が答える」というコーナーで、こんな悩みが相談されているのを見つけました。

★保育士の相談

オムツ代節約のために何度か排尿してから替える保護者。そのため、「登園前にオムツ交換をしてこない」「休み明けに子どもがオムツかぶれをしている」などが見られます。どうしたらよいでしょう?

中谷先生のアドバイス

保護者の忙しさや経済状況にも理解を示しつつ、子どもにとってはとても重たく、腰の負担になっていることや、清潔にすることで子どもも気持ち良い感覚が養われることを保護者に伝えましょう。

と書かれていたのです。驚きました。もちろん、「オムツ交換はこまめにしてあげましょう」という指導は昔からあったのですが、その理由は「おむつかぶれするから」「気持ち良い感覚が養われないから」とかいうものでした。しかし、「重くて腰の負担になっているから」という理由を、活字として私が目にしたのは初めてのことだったので、「重たすぎる紙おむつの影響で、腰痛の赤ちゃんが現れているというウワサは、残念ながらホントなのかな……」と感じた次第です。

そこで中谷氏に直接お問い合わせしたところ、「子どもの排泄に関していくつかの保育所で、聞き取り調査を行なったところ、長時間取り替えない紙おむつの「腰への負担/歩行への影響」を心配する声があった」とのことでした。

2. おむつが赤ちゃんの歩行に及ぼす影響

海外では、赤ちゃんの歩行とおむつの関係について、こんな内容の研究も発表されています。

ニューヨーク大学教授のカレン・エードルフ氏が歩き始めたばかりの赤ちゃんたちを、布おむつを着けた子、紙おむつを着けた子、何も着けない子に分けて、真っ直ぐに歩かせる実験を行った結果、おむつを着けた赤ちゃんは、裸の赤ちゃんよりも、転んだり、よろよろしたりすることが多かったと報告された。おむつ組の方が歩き方がしっかりせず、歩幅は小さく、左右の足が離れた状態だった。これは、ただでさえ完全でない歩行バランスと足つきが、おむつのせいで、さらに悪くなることを示唆している。

（『*Newsweek* 日本版 Special Issue「〇歳からの教育」』二〇一七年二月、株式会社 CCC メディアハウス）

そこで、あらためて、乳児のオムツと歩行に関係する研究論文が発表されていないかリサーチしたところ、『日本生理人類学会誌』に投稿された関連論文を見つけました。タイトルは「紙お

むつ着用が幼児歩行に及ぼす影響」（著者：須藤元喜、他五名／二〇一一年）

平均月齢三二か月（二歳八か月）の子ども一〇名を対象に

「(1)はだか」

「(2)紙おむつ」

「(3)一六〇mlの生理食塩水（一〜三歳児の二回分の尿量に相当）を含んだ紙おむつ」

の三つの条件で歩行させた時に、身体にどれだけ負荷がかかっているかを科学的に調べたものです。結論をまとめると以下のとおりです。

・排尿後の紙おむつは幼児の動作を拘束し、低月齢ほど、紙おむつによる拘束性への適応能力が低い可能性が見いだされた
（おしっこで重くなった紙おむつは、子どもの太もものつけ根のところのゴムの締め付けがより強くなり、これが大腿部の筋を締め付けて大腿筋の活動を妨げた。そして、月齢が低い赤ちゃんほどこの大腿筋の動きの妨げの負の影響をより大きく受けた可能性があった。）

この論文の最後で、以下のような考察が述べられています。

一般に紙おむつを使用する幼児期の、心身の成長に衣類が果たす役割は大きいと言われていることや、高強度のトレーニングが、骨の成長を抑制するという報告もあることから、排尿後の紙おむつの締め付けが、日常生活において乳幼児の行動を抑制するのか、また、高強度のトレーニングに該当するのかを明らかにしていくことは今後の課題である。

「高強度のトレーニング」というのは、一般には馴染みのない言葉ですが、「できるだけ短い時間で、限界まで追い込むトレーニング」のような意味です。例えばスポーツジムのベンチプレスで、七〇kg×二〇回×一セットと、九〇kg×一〇回×一セットでは、後者の方が強度（負荷）が高いということです。この論文の最後で、著者は「……今後の課題である」と書いているので、その後、この「重たい紙おむつが赤ちゃんの歩行に及ぼす影響」に関して、さらに深く追求研究した論文があるのかな……と探していますが、私は未だ見つけられていません。

歩く・走るなどの「動物としての自然な運動」という意味での適度な負荷、例えば、坂を登る等は、心身の発達に確かに重要だと思いますが、「赤ちゃんのおマタに重たいおむつをぶら下げる」という、動物として非常に不自然な負荷は、必要ないですよね。

「オムツと歩行」というテーマについて、お子さんにおむつなし育児を実践している関東地方在住の看護師Aさんは、こんな報告をしてくれました。

☀ほうこく　おむつナシとおむつアリ

おむつを着けた一歳の息子の歩き方を観察していると、腰回りのオムツの厚みで、とっても歩きにくそう。歩き始めの頃は、足のスタンス（歩幅）が広くて、ドタドタと歩く。

以前、「歩き始めの子はバランスを保つために手は高めの位置にもってきて歩く」と教えてもらったけれど……ん？　オムツが邪魔なんじゃない？　と思って、外してみました。すると！……シャキーーーン!!っと、すっきりまっすぐに立って、スタンスも狭くなり、手の位置も下がったんです!!　感動しました！おむつなし育児をしており、足育を大切にしている看護師の私にとって、「おむつ」と「足」のテーマが、リンクしたことが嬉しかったです。

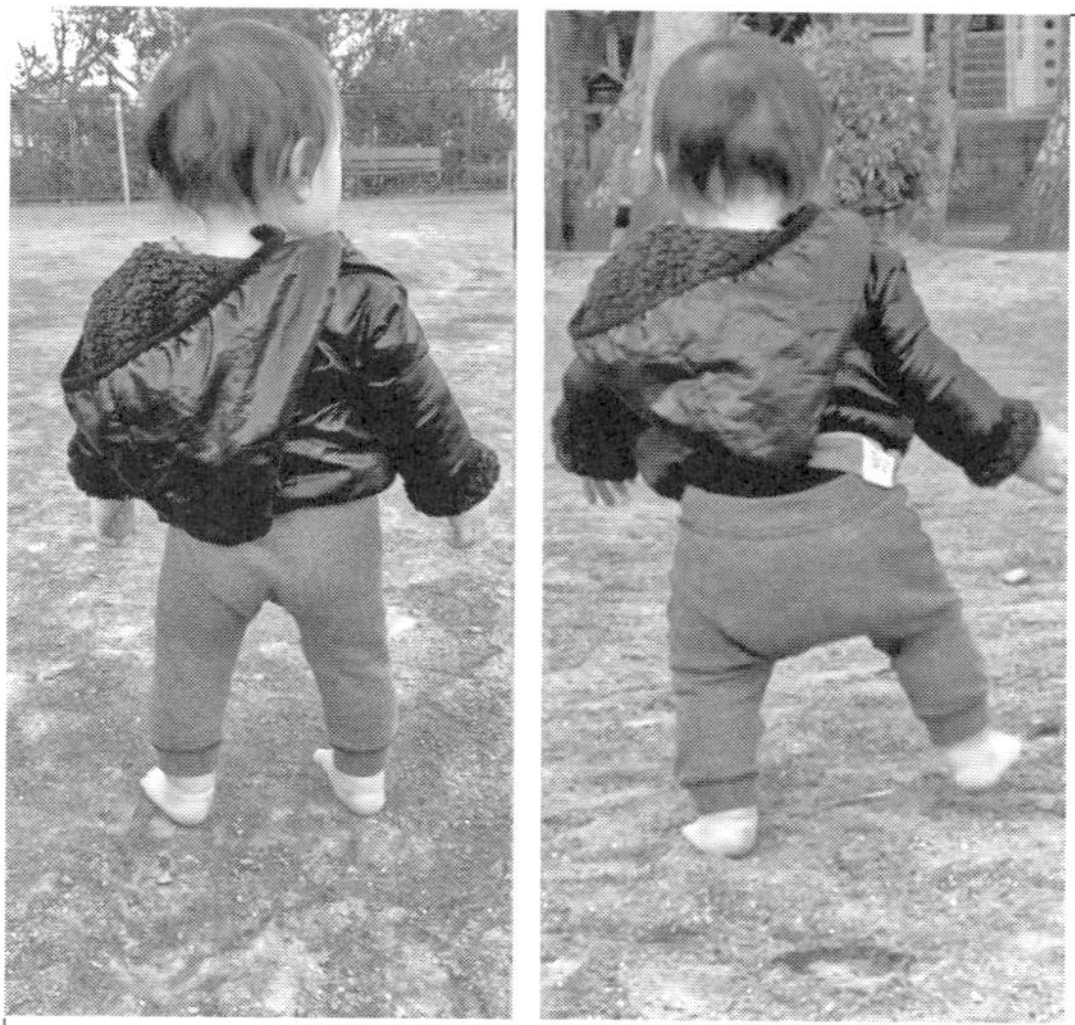

おむつナシ（左）とアリの比較

3. 排尿後の重たい紙おむつを大人が体験してみる

先にご紹介した須藤氏の「紙オムツ着用が幼児歩行に及ぼす影響」の研究論文を読んで私は、自分でも、大人用の紙おむつで、「重たいおむつ体験」をしてみました。この研究に参加した子どもの平均体重が一二kgで、紙おむつに含ませた生理食塩水が子どもの二回分のおしっこを想定した一六〇mlということなので、単純に計算すると、体重四六kgの私には六〇〇mlの生理食塩水ということになります。自販機で売っているペットボトルくらいの量です。

つけてみた感想：想像以上に、ものすごく重たいです！　六〇〇ml、つまり、約六〇〇gの水の負荷が、すべて私の腰骨のところにのっかってくる感じです。それでもなんとか我慢して、重たい紙おむつを着用して台所で立ち仕事をしていましたが、腰のあたりにズシーンとくる重みで、どんどん気が滅入ってきてしまい、ガマンしきれずに、一五分で外しました。

この「重たすぎる紙おむつ体験」を自分でも経験してみて、「重たすぎる紙おむつで、腰痛になる赤ちゃん」のウワサは、単なるうわさではなくて、今はまだ健康問題として取り上げれていないだけで、かなり信憑性がある話なのではないかと思うようになりました。

紙おむつの宣伝文句にあるように、「最長一二時間まで大丈夫！」をそのまま鵜呑みにして、本当に長時間換えない方が、全国的に増えています。「一二時間替えない」と聞くと、「じゃあ、ウンチしたらどうするの？」と思われる方も多いと思いますが、ウンチの場合は、「水っぽいウンチであれば、仕方ないので新しい紙おむつに交換するけれど、固まったウンチであれば、ウンチだけ捨てて、そのまま同じ紙おむつは使う」のような使い方をする方も実際にいるのです。一二時間のあいだに、少なくとも四回はおしっこをします。二歳くらいの子の四回分のおしっこは三二〇ml（三二〇g）、私の体重に換算すると約一二〇〇ml（一二〇〇g）です！

もちろん、紙おむつのパッケージの側面や裏面の「使用上の注意」のところには、「汚れたおむつはこまめに交換しましょう」ということが記載されています。でも、そんな場所に小さい文字で書いてある注意書きなんて、読む人はほとんどいません。

長時間そして長期間紙おむつをつけ続けることは、既述したような「おむつの中という閉鎖空間での排泄行動」をより強化させ、結果としてトイレトレーニングが困難になるリスクや、頻尿やおもらしや便秘といった排泄トラブルが増加するリスクが高まるだけでなく、足腰といった身体の発達にもネガティブな影響を及ぼすリスクもあるということを、私たち大人はもっとちゃんと認識して伝えていくべき時に来ているような気がします。

special voice 泌尿器科医とその妻が語る／

夫三八歳、妻三八歳、長女五歳、長男三歳

◎夫：泌尿器科医として市中病院と大学付属病院で約一〇年の臨床研鑽後、研究留学のために渡米して三年。現在は米国にて博士研究員。

◎妻：製薬会社に営業職として約一五年間勤務後退職。現在は専業主婦。

★夫：横山 誠さん

妻から初めて「おむつなし育児」という言葉を聞いた時、正直、すごい衝撃を受けました（笑）。私は普通に「赤ちゃんにはおむつが当たりまえ」だと思っていたからです。

●おむつなし育児やってみたら、ラクで楽しい！

妻が生後間もない長女に対して実践し始めた「おむつなし育児」を、最初はちょっと疑いの目で見ていました。でも自分でやってみると、なんだかすごく楽しいんですよ（笑）。わが家では肌に優しい綿を使ってあげたいという理由で、布おむつを使っていました。

私もできる範囲でおむつ替えをやっていましたが、「汚れてから替える」という行為に、なんとなくネガティブなイメージを持っていました。おむつ替えのたびに、おむつ交換する台を用意して、新しいおむつやおしりふきを用意して、という作業は、正直面倒ですし、汚れた布おむつを洗う担当は私でしたし。それに比較すると、「おむつが汚れる前にオマルやトイレでさせる」という行為は、とてもポジティブで楽しかったですね。うまくタイミングが合って、オマルで排泄できた時は、私も子どももお互いに「やったね！」って、排泄に喜びを感じるんです。本人も嬉しそうで、親の私も嬉しくて。

ただ、長女の時は、妻の育休明けに保育所に入れるために、私も妻も「一歳半くらいまでにはおむつを取りたい」という大人都合な気持ちが強かった。そのため長女が一歳三か月くらいになると、それまでは素直にオマルやトイレでしてくれていたのに、オシッコは漏らすし、トイレは拒否するし……というイヤイヤ期を経験しました。

●長男は二歳前に排泄が自然に自立

長男の時は、米国で暮らし始めていて、出勤前の朝と帰宅した夕方以降は、積極的にオマルでの排泄をさせていました。しそうなタイミングでオマルへ連れて行くと、だいたい出してくれてました。すごく嬉しそうに気持ち良さそうにするんです。

長男は、生後四～五か月ころから、日中、家にいる時はほとんどおむつはつけてなくて、下半身すっぽんぽんで過ごすことが多かったですね。寒い時は布パンツをはかせたりしていました。アメリカの住宅の床はカーペットが多いので、汚さないようにバスタオルを敷いたりして。

生後六か月ころになると、オシッコをある程度溜められるようになって、そんなに頻繁にはオシッコをしなくなりました。すっぽんぽんにしていても、床でされてしまうのは、多くて一日二回くらい。全く失敗のない日もありました。家にいる時は、約一時間半おきにオマルに乗せて、ほとんどオマルでしていましたね。おむつなし育児では、赤ちゃんの持ってる自然の力に驚かされますよ。

長男の時は、長女の経験を通じて勝手がわかっていたし、いつまでにおむつを外したいという大人都合な事情もなかったので、よりリラックスしてゆったりと、長男のペースで排泄コミュニケーションを楽しむことができました。最終的には一歳半から二歳までの間に、トイレトレーニングなしに排泄は自然に自立しました。

●医学部では教えられない「健康な赤ちゃんの排泄の姿」

医学生のころ、排泄に関して、膀胱の最大容量や蓄尿量、尿路系の疾患などは習ったのですが、**健康な赤ちゃんの排泄**に関することは特に学んだ記憶がないです。今も一般的には、「二歳くらいで尿意を感じるようになる」と言われているのですが、「二歳」というデータに科学的根拠があるのかどうか、正直なところ私にはよくわかりません。二歳ころという、言葉も未発達な子どもが尿意を感じているかどうかって、厳密な意味で、どうやって判断するんだろう？……という基本的な疑問がわきます。

トイレトレーニングの開始時期がいつからが適切なのかとか、排泄の自立時期が本来いつなのかについても、厳密な意味では、医学的にはまだはっきりした結論は出ていないのではと思います。統計的に有意なデータを得ようとしたら、条件を同じに揃えて比較研究を行う必要があるけれど、トイレトレーニング時期や排泄の自立時期といった研究をもしもする場合、そうした条件を揃えることはかなり難しいんじゃないかな……。

自分の子どもにおむつなし育児をした私の感想ですが、一歳未満の赤ちゃんは、すでにオシッコ、ウンチを溜めることが出来て、オマルに乗せるとちゃんとしてくれます。大人が思っているほど赤ちゃんの排泄能力は未熟ではないのです。

米国に住んでいる日本人の知人の子の中には、四歳や五歳を過ぎているのに、紙おむつをはかないとウンチができない子がいます。トイレやオマル等の開放空間で排泄するよりも、身体にウンチがくっついてしまうおむつの中でしたがるって、ちょっとおかしな行動だと思うのですが、それを怒っている大人を見ると、正直悲しくなります。自分の都合で子どもにおむつでの排泄を強いておいて、大きくなったら、突然、おむつでの排泄を禁止して声を荒げて怒ってるって。子どもも混乱し不安定になり反抗するのは当然です。おむつなし育児の知恵が普及していけばこうしたトラブルも減ると思います。

●おむつは大人のためのもの

二人の子どもをおむつなし育児で育ててきて、「おむつは本当は不要で、大人の都合のために着けてもらっている」ということを、私たち大人はもっと知るべきだと感じます。老人のおむつも同じですよね。他の動物と同じように、なるべくおむつを使わないで排泄するという、人間も昔からやってきたことを、今の排泄のお世話の選択肢の一つに入れてほしいです。

子どもの排泄に関しては、「汚れたおむつをイヤイヤ取り替える」のではなくて、「出る前にオマルにのせて、赤ちゃんと一緒に排泄を楽しもう」って伝えたいですね。ウンチやオシッコって、オマルやトイレで出るとなんだか本当に嬉しいし、子どもも気持ち良さそうにするし。出るか出ないかという、成果が目に見えて出るので、ゲーム感覚で楽しめて、ポジティブに対応できますよ。

●医師として気になっていること

医師として懸念するのは、紙おむつに含まれる化学物質による、生殖器を含めた身体への影響です。欧米では環境ホルモンの研究が未だに驚くほど盛んです。日本では得られない情報が非常に豊富にあり、実際の生活にも浸透しています。化学物質の中で内分泌かく乱物質として代表的なものではＤＥＨＰ（フタル酸ジエチルヘキシル）やＢＰＡ（ビスフェノールＡ）などがあります。動物実験ではフタル酸注入により胎児の生殖腺の発達障害が示され、ヒトにおいても出生前暴露により性器の発達や運動障害が報告されています。さらに妊婦のＢＰＡ摂取による児の喘息や抑うつなどの精神障害の発症も知られています。そのため、生前の暴露による人体への影響が問題視され、ＢＰＡが原料であるポリカーボネート樹脂を使ったプラスチック製品、例えば哺乳瓶などの販売を規制したり、妊婦によるプラスチック製の食器の使用を禁止する動きがあります。ちなみに米国ではプラスチック製品には「BPA free」（ＢＰＡが含有されていない）かどうかの表示がされています。

幸いなことに、紙おむつにはＢＰＡは含まれていないようです。でも、だからと言って、安全性が一〇〇％保証されているわけではありません。紙おむつ中に含まれるＢＰＡ以外の化学物質の安全性についての報告は実は非常に限られています。おむつ会社は常に新しい化合物を紙おむつに加え、より軽く、よりたくさんの尿を吸収し、防臭加工や芳香剤も含む『超自然』の下着を日々製造しています。親の都合や世間の刷り込みによって、生まれたばかりの赤ちゃんは何の選択もできず、その柔肌に『超自然物』を着けられるのです。紙おむつの使用期間を三年間とすると、計八万時間（二四時間×三六五日×三年間）も、角層が特に薄い皮膚透過性の高い部位につけられるのです。もちろん、おむつなし育児では、このような不安はゼロです。少しでも赤ちゃんの発育、発達や健康を自分の手でコントロールしたいと思われるご両親には、おむつなし育児はおすすめですよ。

最後に日常診療で出会った症例についてご紹介します。患者さんは、過去に脊椎損傷や高次機能障害も無い、一見普通の学童期の男児でした。その男の子は、診察現場に紙おむつをはいてきており、口数が少なく、伏し目がちでした。病院へ紹介されて来た理由は、腎臓の機能障害。原因は、公共トイレの小便器で排泄が出来ないため、ガマンして尿を溜めてしまう異常な排尿習慣による神経因性膀胱炎です。恐ろしいことに、重度の排尿障害を患うと腎機能にまで不可逆的な悪影響を及ぼしてしまいます。何故このような排尿習慣になってしまったのかはわかりません。しかし、自然な排尿を促すおむつなし育児を実践していたら、こうしたケースにはならなかったのではと思います。

排泄は人間を含めた動物の基本です。なんでもそうですが、基本でつまづいてしまうと、本来の能力さえ十分に発揮できず、次のステップに移れません。おむつなし育児は赤ちゃんの能力を最大限に発揮させ、気持ちのいい排泄と自尊心を育む素晴らしい育児方法だと感じます。私の経験談が多くの方の参考になれば幸いです。

★妻：横山実代さん

長女が生後一か月くらいのころでした。母乳のトラブルで、近くの助産院へ相談に行った時に、私が布おむつを使っているのを見た助産師さんから、「布おむつでお世話するのは大変だよ〜」と言われたのです。私が「でも、おむつを早くとりたいから、布おむつを使いたいんです！」と言うと、助産師さんに「布おむつを使ったからといって、紙おむつよりも早く外れるとは限らないよ。おむつを早くとりたいなら、〃おむつなし育児〃という方法をやったらいいよ」と紹介され、ネットで色々と調べてみました。

●長女とのおむつなし育児はちょっと頑張りすぎちゃった

実は、長女が生まれる前に中国へ旅行に行った時に、赤ちゃん用のホーローオマルを、それとは知らずに買ってきていたんです（笑）。なんだかデザインが気に入って、軽い気持ちで。出産後に初めてそれがオマルだと知り、生後二か月ころから使い始めました。授乳後や寝起きのタイミングだと高い確率で排泄するのです。生後五〜六か月のころには、排泄のタイミングがよくわかってきて、オマルやトイレで頻繁に排泄していました。まだ歩けない小さな赤ちゃんが、オマルにちょこんと座って排泄する姿は、本当に可愛くて。以前は「赤ちゃんにはおむつが絶対に必要」だと思いこんでいたので、ウンチをしようとオマルできばる姿が、なんだか奇跡のように見えて。まあでも、初めての子で、ちょっと張り切りすぎてやりすぎたかな（笑）。外出時などに、おむつの中で排泄をした時は、お尻の割れ目が赤くかぶれてしまうことが多かったけれど、オマルなどの「おむつの外」でしていると、オムツかぶれがほとんどないのです。

●子どもの精神状態は排泄に現れる！　大変だったイヤイヤ期と渡米前後

ところが、生後八か月ころからイヤイヤが始まっちゃったんです！　オマルに座らされることをとにかく嫌がる、立ちながらウンチする、という状態で。一時は「私の手でウンチをキャッチする」みたいなことも多くなって、本当に困ってしまい、最終的に、おむつなし育児研究所の和田さんに相談しました。和田さんからは、「オマルでして欲しいというのも、オムツの中でして欲しいというのも、実はそれは全て、大人の都合なんですよ」と聞いて、「そうか！」となんだか腑に落ちたのです。それを機に、オマルでの排泄にこだわるのをやめました。そして、中国製の股割パンツの存在を知って、しばらくはそれをはかせていましたね。

長女が一歳六か月くらいになったころから、股割パンツをやめて、今度は布パンツをはかせるようになりました。そのころになると、日中、家にいる時には、あまり漏らさなくなっていたからです。一歳八か月で、保育園へ入園したのですが、慣れない集団生活だったこともあり、保育園で過ごしている間は、おもらしが結構多かったようです。だから、園側がなかなか、「布パンツ登園」を許可してくれなくて、布おむつ登園でした。

長女が二歳半になった時、夫の仕事の関係で渡米することになりました。私は長男を妊娠中。まず先に夫が単身で渡米したため、家では「父親不在状態」が続き、その二か月後に長男が生まれて、それから間もなくして私たちも渡米して、米国での新生活が始まって……という大変な時期でした。長女にしてみたら、人生初の、ものすごく大きな変化が次々と起こった時期だったので、精神的にかなり不安定になったのでしょうね。一歳六か月ころから布パンツ生活で、ウンチもオシッコもトイレで普通にできていたのが、両方ともできなくなり、おもらしが続きました。長男が生まれて以降は、ウンチのおもらしはおさまったけれど、オシッコの方は満三歳くらいまでは続きましたね。

夜尿も、一歳半ころにはしなくなっていたのですが、これも渡米を機に再びするようになり、つい最近、五歳近くになって、やっとおさまりました。そんな感じで、排泄をコントロールできていた長女が、渡米前後のドタバタした時期にできなくなるという経験をして、排泄という生理的現象には、人間の精神状態がすごくストレートに現れるんだな……と驚きましたね。

●長男とのおむつなし育児はゆるく楽しく

長男は日本で生まれて、生後一か月からおむつなし育児をスタート。渡米したころは生後四か月でした。生後一か月ころから、「おむつをピッタリ着ける」ということをほとんど経験することなく育ちました。家にいる時はおむつを開いていることが多く、お尻の下にバスタオルやおねしょシーツを敷いて、オシッコが飛び散って布団が濡れないようにおチンチンの上に布を軽くのっけておく、というような感じで。

一生懸命やりすぎた長女の反省を踏まえて、長男には、私の気が向いたらオマルに乗っけるという、ゆる〜い感じでやりました。長男は「オシッコやウンチがしたくて泣く」というサインがとても分かりやすい子だったので、その度にオマルにのっけて。

長男は生後三か月半くらいから寝返りをはじめ、四か月半くらいでずりばい、五か月くらいでハイハイし始めました。長女のお世話もあって忙しいので、長男は正直なところ、かなり放置状態でしたね（笑）。私に余裕がある時はオマルにのせてあげるけど、余裕が無い時は「そのままご自由に排泄してね」という状態でした。ハイハイをし始めたころは、動き回るので、私が忙しくしている時は、長男のオシッコやウンチで家が汚れないようにと、「おむつ無し」状態ではなく、布パンツをはかせていました。ただ、朝のうちに排便が終了して、「今日はもう、ウンチは多分でないだろうな」という日は、寒い時期は股割れパンツをはかせ、暑いときは下半身オシリ丸出しで過ごさせていました。おむつを着けていると、足や腰回りが動かしにくそうで。さらに言うと、布パンツの方が布おむつよりも、「洗う・干す・たたむ」の作業が圧倒的に楽なのです。

赤ちゃんにおむつらしきものを着けないで、おしり丸出しで部屋で過ごさせる、なんて聞いたら、多くの人は、「部屋が赤ちゃんのオシッコやウンチで汚れて大変なことになるんじゃないの?」と、びっくりすると思います。でも、そうでもないのです。もちろん、たまのおもらしはあるけれど、〇歳のころからおむつの外での自然な排泄をして成長すると、「オシッコやウンチをある程度溜めて出す」という感覚が自然に発達していくのです。だから月齢が上がるとそんな頻繁にしなくなり、排泄の間隔が開いていくのです。もしもすごく大変だったら、私なんか続けてなかったですよ(笑)

長男にはイヤイヤ期がほとんどなかったです。あったのかもしれないけど、長女のイヤイヤ期が強烈だったから、それに比べたら、長男のイヤイヤ期はなかったも同然で。長男は少食で、日中、水分もあまり飲まないような子だったせいか、夜のおねしょもほとんどなかったですね。特に、生後一〇か月ころになると、夜のおむつはほとんど濡れなかったです。だから、一歳三か月くらいになったころには、昼も夜もおむつを外して、布パンツにしました。今にして思うと、一歳前には、昼も夜も、おもらしはほとんどなかったです。ただ、そのころの私たちは、米国内を旅行することが頻繁にあったので、万が一のために、一歳三か月くらいまでは、外出時にはおむつをしていました。

●本当はトレーニングしなくても排泄は自立する！

長男に関しては「トイレトレーニングをした」という印象が全くないのです。生後間もなくから、「なるべくオムツでフタすることなく、なるべくおむつの外での自然な排泄」をさせていたら、オシッコやウンチを溜めてオマルやトイレで出すということが、トレーニングなんかしなくても自然にできるようになっていったのです。おむつを外すのは、本当に親次第だと思いました。夫もとても熱心に協力してくれました。

今も、親の仕事の関係で米国に来ている日本人のお子さんたちは、三歳過ぎても普通におむつを着けている子が多数派ですね。逆に、私の周囲の米国人の友人の子の方が、おむつが外れるのが少し早い印象です。特に、自然派的な育児を実践している人ですね。そういう家庭の子は、二歳くらいまでは紙おむつを使うけれど、二歳になったとたんに、おむつを外して布パンツに移行し、二歳半前後にはトイレでするようになる印象です。米国の他の地域がどういう状況かまではわかりません。

●両親学級で伝えてほしい赤ちゃんの排泄のホントの姿

振り返ってみると、私にとっておむつなし育児とは、ごく自然な排泄のお世話のオプションでしたね。だから、妊娠中の両親学級などでも、ぜひ教えて欲しい。赤ちゃんの排泄のお世話に関しては、「紙おむつか、布おむつか」という選択肢しか教わらない。「いずれにしても、おむつの中でするのが当たり前」というだけでなく、まずは赤ちゃんの排泄の本当の姿を妊娠中に教える。動物として自然な〝なるべくおむつの外〟が基本にあって、でも親が忙しかったり、おもらしされると絶対に困るというような場所や状況の時には、紙や布おむつを使いましょう、という情報です。そうしたら、トイレトレーニングで辛い思いをする親子も少なくなるんじゃないかな。

トイレトレーニングってそもそも、子どもに対してするものではなくて、おむつに依存して子どもの排泄を無視し続けた大人のためにあるんだと、私は子どもから教えられました。だから、「子どものトイレトレーニングが上手くいかなくて大変」、「子どもが全然トイレでしてくれなく困る」と子どものせいにするのは、ちょっと違うんじゃないか。それから、おむつという赤ちゃんの下半身の部分で気持ち悪い思いをさせ続けておいて、それ以外のこと、例えば絵本を読んであげるとか、音楽を聴かせてあげるとかって、何か根本的におかしい気がするのです。おむつを必要としているのは、赤ちゃんじゃなくて、お世話する大人なのです。

そういう私だって、長女の母乳トラブルでお世話になった助産師さんが、「おむつなし育児っていうのがあってね」ってあの時に教えてくれなかったら、きっとトイレトレーニングで困っていただろうと思います。だからこそ、赤ちゃんの排泄の本当の姿を、小児科医、産婦人科医、助産師、保健師など、赤ちゃんに関わる人たちにちゃんと認識してほしい。そして、両親学級などでちゃんと教えてほしいと思うのです。

●紙おむつの長時間使用は本当に安全なのか？

米国では、石油製品である紙おむつに含まれる化学物質のことを気にする人も増えてきています。化学物質が、皮膚から体内に吸収されて、健康被害をおこすのではという心配です。そのため、「化学物資が入っていないオーガニック紙おむつ」なども、よく販売されていて、気にする人はそれを使っていますね。

頻繁におむつ交換してもらえない子の紙おむつの重さも気になります。特に、三歳過ぎて紙おむつを使っている子たちは、一回の尿量も多く、一回オシッコした後で替えてもらえないと、けっこう重くなっていきます。つまり、下半身に相当な負荷がかかっている不自然な状態で動き回っているわけで、そういう子どもの身体への影響が心配です。

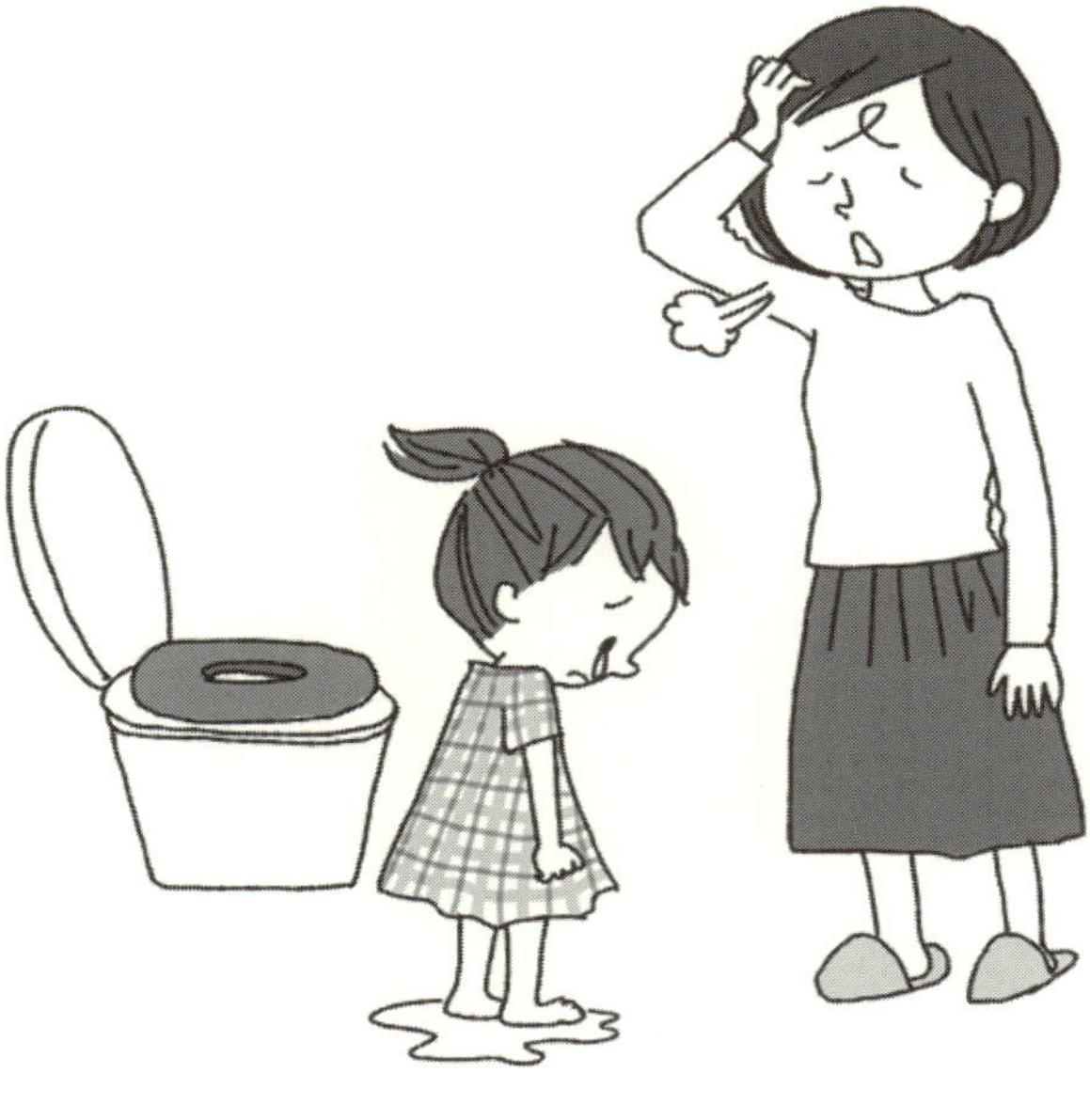

5章　トイレトレーニングと幼児虐待

1. トイレトレーニングの現状と歴史を知る

今の日本の母親の多くは、二歳後半ころからトイレトレーニングを始め、トレーニング期間については、三か月以上かかる子が七割を占めると言われています。[1]

母親たちは、ネットや育児雑誌等からトイレトレーニングに関する情報を得ています。育児雑誌では、毎年夏ごろになるとトイレトレーニング特集が組まれ、「この夏がチャンス！」という主旨のキャッチコピーを掲げて、トイレトレーニングを奨励することが多いようです。これを読んだ母親たちは、一般的なノウハウをひととおり実践します。しかし、ノウハウどおりに上手くいく子もいれば上手く行かない子もいる。「誰でもこうすればＯＫ」というような、トイレトレーニングのノウハウというものは、実は存在しなくて、母親は悩みます。

実は悩んでいるのは、母親だけではありません。多くの子どもに接していて、経験豊富なはずの保育士たちも、おむつ外れが遅くなってきている近ごろでは、どうやってトイレトレーニングを進めるのがベストなのか、とても悩んでいるのです。どうしてこんな状況になってしまっているのでしょうか？

●トイレトレーニングの歴史

もともと「トイレトレーニング」という概念は、欧米社会において、産業革命時代の一八〇〇年ころに産まれたのではないかと推察されます。そのころの欧米社会には、深刻な公衆衛生問題が発生していました。大規模な工業化時代の到来により、大量の農民が都市へ移住するようになったためです。当時の欧米の工業都市には、これらの人々を受け入れる十分なインフラがなくて、住居、上下水道、ごみ処理、糞尿処理のすべてが、極度に不足していました。例えばイギリスでも、都市住民の健康状態は劣悪で、コレラや結核が蔓延し、一八四〇年ころの統計では、イギリスの主要工業都市（リバプール等）の労働者の平均寿命は約一五歳であったと記されています。[2] 免疫力の弱い幼い子どもの死亡率が非常に高かったので、平均寿命という数値で出すと、極端に若い年齢の数値になってしまったのです。こうした都市の衛生問題に対処するために、世界で初めての公衆衛生に関する法律「**Liverpool Sanitary Act**（リバプール衛生法）」（一八四六年）が策定され、人々の間に「公衆衛生」という概念が広がっていきました。

この一八〇〇年代ころから、欧米の都市部において、公衆衛生的な必要性から、子どもに対するトイレトレーニング的なしつけが始まったのではないかと考えられます。

一九〇〇年代に入ると、欧米社会では、親主導による古典的で厳しいトイレトレーニングが主流となっていきました。大人の都合で排泄させる時間を決めたり、朝夕二回、赤ちゃんの肛門に固形の石鹸を挿入して強制的に排便させたり、オマルやトイレなどに小さい子をヒモで縛りつけてトレーニングするというような極端な方法も行われていたようです。[3] しかしこうした親主導の厳しいやり方は、やがて「子どもが情緒障害などの問題を抱える」として批判されるようになりました。

そして、一九〇〇年代後半より提唱されるようになったのが「子どもの心身の発達を尊重したトイレトレーニング」です。スポック博士をはじめとする当時の著名な専門家たちもこの方法を支持しました。その一人である、アメリカの著名な小児科医で、後にハーバード大学医学部の小児科学科名誉教授となったベリー・ブラゼルトン氏が「子ども主導によるトイレトレーニング法」（一九六二年）を発表します。それまでの、親主導による厳しいトイレトレーニングではなく、「子どもの心身の準備ができてからトイレトレーニングを開始する」という「子ども主導」の考え方を提唱したのです。ブラゼルトン氏が提唱した方法は、五〇年以上経た現在でも、日本や欧米諸国でのトイレトレーニングの考え方のベースになっています。

●小児科医ブラゼルトン氏によるトイレトレーニング方法

ブラゼルトン氏は以下の仮説を立てて、一九五一年〜六一年の一〇年間にわたって、一一七〇名の子どもに対するトイレトレーニングの研究を行いました。[4]

★ブラゼルトン氏による仮説

①赤ちゃんは座ったり、歩いたり、排泄の意思を伝えることができるようになるまで、トイレトレーニングを受ける準備ができていない。

②赤ちゃんは尿意や便意をガマンしたいと望むようになるまでは、心理的な意味で、トイレトレーニングを受ける準備ができていない。

③赤ちゃんは、「親を喜ばせたい」「人のマネをしたい」という欲求があり、そうできるようになることを望んでいる。

④赤ちゃんは生後九か月ころに反射的に括約筋をコントロールできるようになったり、早ければ生後一二〜一五か月ころにトイレへ誘うと協力することもある。しかし、トイレトレーニングを始めるには、早くても生後一八か月前までは待つべきである。

これらの仮説は、科学的な研究や泌尿器科学の専門的知見から導き出された事実ではなく、ブラゼルトン氏の過去の「観察」から導き出されたものでした。[5] もっと率直に言うと、「過去に出会った赤ちゃんたちを観察してきて、そうじゃないかなと思ったこと」という意味です。

そして、ブラゼルトン氏の一〇年に及ぶトイレトレーニング研究の結果として、以下が明らかになりました。

♣昼間のおむつが外れた平均月齢：二八・五か月（二歳五か月）
昼も夜もおむつが外れた平均月齢：三三・三か月（二歳九か月）

この結果を根拠に、ブラゼルトン氏は「トイレトレーニングは二歳より前に開始してはいけない」と主張し、彼による「子ども主導」のトイレトレーニング方法は、アメリカ小児科学会のトイレトレーニングのスタンダードになっていきました。今でもアメリカ小児科学会推奨の方法として採用され続けています。一見すると、シンプルで子どもにも負担をかけない安全そうな方法なので、海外の保健医療専門家の多くの支持を得て、日本も含めた先進諸国でも、トイレトレーニングのスタンダードとして参考にされています。

このブラゼルトン氏によるトイレトレーニング方法は、提唱されて以来五〇年以上も経つ今も支持され続けているのですが、その効果を検証する研究というものは、実は行われていません。その理由は「おむつはずしは焦らずにいこう」[6]（『ニューズウィーク』日本語版記事）でも指摘されているように、「健康な子どものトイレトレーニングは研究者の情熱をかき立てるテーマではないからだろう」ということだと私も思います。

★ブラゼルトン氏によるトイレトレーニング方法

準備段階：子どもが以下の状態まで成長していることを確認

①歩くこと、イスに座ることができる
②パンツやズボンを自分で脱ぐことができる
③尿意を伝えることができる
④トイレに関心がある
⑤ものを決まった場所に置くことができる
⑥親のまねをする
⑦自分の意思で「ＮＯ」と言うことができる

本番：トイレトレーニングのステップ

①子どもが服を着たままトイレに座る
②下着のままかまたはおむつをはずしてトイレに座り、親はそれをほめる
③おむつの中のウンチをトイレに捨てた後、子どもがトイレに座る。排泄物はトイレに流す、と親は教える
④おむつをつけずに短時間すごし、親はトイレを使うよう促す（子どもが嫌がる場合は中止し、一～二か月様子を見る）

●ブラゼルトン氏による研究の問題点

ここで、重要な事実に目を向ける必要があります。ブラゼルトン氏の一〇年に及ぶ研究に参加した一一七〇名の赤ちゃんの親たちの多くは、ブラゼルトン氏による仮説①～④（一六六頁）、特に「仮説④……トイレトレーニングを始めるには、早くても生後一八か月前までは待つべきである」を守って研究に参加しました。そのため、生後一八か月（一歳六か月）前に、オマルやトイレなどの「おむつの外（開放空間）」での排泄をさせたのは、一一七〇名の赤ちゃんのうちの、わずか八％、数にすると九五名のみと云う事実です。そのうちの四七名が生後一二か月から、残り四八名が生後一五か月からトイレトレーニング（オマルに座る）を開始しました。つまりこの研究では、生後一二か月未満の、〇歳児の排泄の

様子は、「おむつの中」というブラックボックスに入ったまま、全く触れられなかったということです。

トイレトレーニングを「トイレで排泄するという社会的ルールを教えるためのしつけ」と定義するのであれば、ブラゼルトン氏が「観察」から導き出した一六六頁の仮説①〜④は、大きな意味では間違っていないと私は思います。生後数か月から「おむつの外（開放空間）」での自然な排泄をして育った〇〜一歳児をたくさん「観察」してきた私もほぼ同じような意見です。問題は、彼のこの仮説によって、調査対象となった赤ちゃんの「一歳未満」という時期が、研究対象として最初から除外されてしまった点です。

本著のPart 1.でもお話したとおり、排泄の自立というのは、次の①②という二つの要素から成り立っています。

①身体能力の発達：オシッコ・ウンチをしっかりためて、開放空間で排泄する。
②社会的ルールの学習：トイレという社会が決めた場所で排泄する。

人間の子どもは生まれた時から「開放空間で排泄する」「自分の身体から排泄物が出ることを五感を使って脳が認識する」という経験を繰り返すことで、少しずつ、①の身体能力を獲得していきます。その身体能力がある程度完成されるのが、一歳後半〜二歳前後なのです。しかし、生まれてからおむつの中だけで排泄し続けると、「目で見えなし、皮膚でも大して感じないし……」ということで、大脳と膀胱・直腸の間での「排泄」という生理現象に関する情報のやりとりがあいまいになってしまうため、排泄をコントロールする身体能力が育ちにくい。特に「開放空間で排泄する」という能力は、本来は持って生まれてきていた能力であったのに、おむつの中という閉鎖空間で排泄することを学習させられた結果、二歳になるころには、多くの子どもがその能力を失ってしまいます。身体能力さえ適切に育っていれば、ブラゼルトン氏が言う「一歳半〜二歳になってからトイレで排泄するということを学習させる（社会的ルールの学習）」は、実はそれほど難しいことではありません。

ブラゼルトン氏による説の弱い点は、排泄コントロールに関する「身体能力」を、人間の子どもは生まれた時からどのように獲得していくのかということについて、調査デザインの中で十分考慮しなかったという点です。せっかく一〇年という長い年月をかけて、一〇〇〇人以上の子どもを対象とした、貴重なトイレトレーニングの研究を行ったのに、**一歳半未満の時期を研究対象から完全に外してしまった**のは、本当に残念としかいいようがありません。

またブラゼルトン氏は、紙おむつ（パンパース）のP&G社（Procter & Gamble）と深い関係にあったことが、一部の人の間で批判されているという事実もあります。一九八〇年代初めころより、ブラゼルトン氏はP&G社がスポンサーのケーブルTV番組「すべての赤ちゃんが知っていること（What Every Baby Knows）」という番組で、子どもの健康相談に乗っていました。一九九六年には、P&G社の「パンパース子育て研究所（Pampers Parenting Institute）」の所長として迎えられます。そして一九九九年には、大きいサイズのパンパース紙おむつのパッケージに、「お子さんのトイレトレーニングを焦る必要も、他の人の言うことに従う必要もありません。いつおむつを外すか、それはお子さん自身が決めることなのです」と言うメッセージと共に、微笑む顔写真入りで登場したのです。[7] このため、米国内においては、一部の人々の間で、「ブラゼルトン氏が提唱した『子ども主導』のトイレトレーニング方法の影響で、そしてブラゼルトン氏がパンパースの広告塔となったことで、子どものおむつ外れがどんどん遅くなり、それがP&Gの利益をさらに増大させた。」などと批判されています。

ブラゼルトン氏自身としては、大きいサイズの紙おむつの宣伝に協力することで、彼が一九六〇年代から提唱していた「子どもや母親にトレイトレーニングのプレッシャーを与えてはいけません」「便利な紙おむつを利用すれば、おむつを洗うことから解放されて、もっとゆったりとトイレトレーニングができますよ」というメッセージをより広く伝えられると信じてのことだったようです。これは私の想像ですが、一九〇〇年代前半の主流であった、大人主導の厳しいトイレトレーニングによって、辛い目にあって苦しむ子どもたちをブラゼルトン氏はたくさん目撃してきたために、「トイレトレーニングで子どもや母親を苦しませたくない」という気持ちがとても強かったのではないかと推察します。おそらくそうした気持ちが、パンパースの広告塔となる行動へと彼を駆り立てたのではないでしょうか。

ブラゼルトン氏は小児科医として、トイレトレーニングだけでなく、他の子育て全般についても「大人主導でなく、子ども主導で。それぞれの子の個性や成長のスピードを尊重しましょう」と提唱しました。子どもの権利について、人々の意識がまだあまり高くなかった当時としては、彼のそうした思想は画期的だったと思います。ブラゼルトン氏には、著書や論文もたくさんあり、アメリカの小児科学分野に大きな功績を残したと言われています。そんな彼が、一九〇〇年代前半に行われていた、今の私たちから見ると「虐待」に近いようなトイレトレーニングの状況を見て、それを是正するために、本来は研究者の情熱をかき立てるほどの魅力がない「健康な子どものトイレトレーニング」の研究を一〇年もかけて行ったという事実は、それだけでも評価に値する、大変素晴らしい業績だと私は思います。他の研究者が見向きもしない「健康な子どもの排泄」について、一生懸命研究したブラゼルトン氏に、お会いしたこともないのに、私はなぜだか不思議な親近感を感じるのです。

ブラゼルトン氏のトイレトレーニング研究が「調査デザインに問題があって不十分だった」とか、「ブラゼルトン氏による〝子ども主体〟のトイレトレーニング方法のせいで長期間おむつが外れない子が増えてしまった」とか、「ブラゼルトン氏はP＆G社の利益増大に貢献した」などと、後から批判することは簡単です。

でも、ブラゼルトン氏によって、一九〇〇年代前半の「大人主導の虐待に近いトイレトレーニング」に終止符が打たれたことは、正当に評価されるべきですし、また、紙おむつの普及は、清潔志向が極度に高まった現代社会の中で、母親がストレス少なく子育てをするということに大きく貢献してきたと思います。実際私も、二人の息子たちが赤ちゃんだった時に、紙おむつの存在にはずいぶんと救われた経験があります。

大事なことは、ブラゼルトン氏や紙おむつをただ批判するのではなく、ブラゼルトン氏によるトイレトレーニング方法や紙おむつの普及によって世界中の子どもたちに今、起こっている事実を冷静に適切に検証し、未来に向けてのより良い方法を考えていくことではないでしょうか。それはすなわち、ブラゼルトン氏が五〇年以上前に提唱した「紙おむつを長期間着用するという〝動物として不自然な状態〟での〝子ども主体〟のトイレトレーニング」からそろそろ脱却して、「おむつに頼りすぎない〝動物としてより自然な状態〟での〝子ども主体〟の自然なおむつ外し」を目指していくことなのではないかと思います。現代社会の中で、赤ちゃんにも、そしてお世話する大人にも無理の少ない「おむつとのベストな付き合い方」を、社会全体で考える時期にきていると思います。

ブラゼルトン氏は今年（二〇一八年三月）、私も米国東海岸で暮らしたころに何度か訪問した、ボストン郊外の美しい港町ケープコッドで、九九年の生涯を終えられたそうです。この場をお借りして、心からご冥福をお祈りします。

●行動心理学者によるトイレトレーニング方法

ブラゼルトン氏とは少し異なる方法として、米国では一九七〇年代になると、より短期間でトイレトレーニングを終えられる方法を、行動心理学者のリチャード・フォックス氏とネーサン・アズリン氏が提唱しました。お菓子などのご褒美を与えてトイレに行くよう促す、水分を多く摂らせて排尿回数を増やす、数分ごとに下着を確認する、などの方法です。この方法は、一定の効果があるものの、子どもがかんしゃくをおこす例があるため、感情面の悪影響を心配する医師もいるそうです。ただ、「子ども主導で、子ども自身の心身の準備ができたら」を前提にしている点では、ブラゼルトン氏の方法と同じです。

●日本での一般的なトイレトレーニング方法

現在の日本で一般的なトイレトレーニングの方法は、細かい点では様々に異なるものが存在しますが、大きな意味においては、ブラゼルトン氏による方法と、フォックス氏やアズリン氏による方法を組み合わせたものが主流です。例えば以下のような内容です。

★一般的なトイレトレーニングの方法と留意事項

トレーニング開始のための三つの前提条件

①立って歩ける。
②オシッコやウンチしたいということを言葉やジェスチャーで伝えられる。
③オシッコの間隔が二時間くらいあく。

一般的なステップ

①トイレやオマルに興味を持たせる（服を着たままでも良いから座らせてみる）。
②オシッコやウンチをしそうな様子を見たら、あるいはした直後でも良いので、おむつを外してトイレやオマルに座らせる。
③寝起きや食後などの、オシッコが出やすいタイミングでトイレやオマルに誘う。
④自分から「オシッコ」「ウンチ」を言葉や仕草で伝えるよう教える（最初は事後報告でもＯＫ。少しずつ「事前報告」できるように教えていく）。

留意事項

①トイレの雰囲気を明るく楽しい感じにする（好きなキャラクターの絵を飾ったりして

トイレが怖くない場所だと教える)。
②水分をいつもより多く摂らせて、排尿の機会を増やしてみる。
③足がつかなくて踏ん張れないと排泄しずらいため台などを用意する
④パンツの中におもらししてしまっても大丈夫だからと伝え、絶対に叱らず、子どもが安心できるよう声がけする(「なんでできないの!」などはNG。「大丈夫だよ、できるようになるからね」と優しく励ます)。
⑤トイレでできたらごほうびを用意する(普段買わない特別なお菓子、好きなキャラクターのシール貼りなど)。
⑥子どもがトイレトレーニングを強く拒否する場合は無理しないで、しばらく中止して様子を見る。

●ベストなトイレトレーニング方法は存在しない

右記のような、日本におけるトイレトレーニングの方法も含めて、私は国内外の様々なトイレトレーニングの方法についても調べてきました。その結果、わかってきた重要なことが一つあります。それは、「これがベストなトイレトレーニング方法」というものが、どうやら存在しないという事実です。ほとんどの「トイレトレーニング」では、排泄の自立の一つの要素である「社会的ルールの学習（トイレでの排泄）」だけにフォーカスしていて、その前提条件として必要な「身体能力の発達（オシッコ・ウンチをある程度ためて開放空間で出す）」が十分考慮されていません。生まれた時からおむつの中だけで排泄してきた子は「ある程度ためて開放空間で出す」という身体能力が適切に発達していない可能性が高い。そのために、トイレトレーニングが上手くいったり、いかなかったりという個人差が大きいのです。そして、おむつ外れが遅くなればなるほど、つまり、「おむつの中での排泄」という、動物として自然に反した排泄行動が長引けば長引くほど、オシッコ・ウンチを溜めて開放空間で出すという、「身体能力の発達」が遅れ、おむつ外しは難しくなっていくようです。だから母親や、ベテラン保育士までが、「近ごろはトイレトレーニングが難しくて……」と悩むのではないでしょうか。

子どもの心理面から見ても、「トイレトレーニング」というもの自体が、そもそも子どもの心に寄り添っていないと私は思うのです。ブラゼルトン氏をはじめ、専門家の先生たちが一生懸命考えた様々なトイレトレーニングの方法は、トレーニングされる子どもの心に寄り添う努力を最大限していることがよくわかります。しかし、どんなに素晴らしい方法であっても、**子どもがトイレトレーニングをされたいと望んでいないという時点で、本質的に寄り添えていないのです。子どもが望まないから、トイレトレーニングは大変なのです。**

子どもが少し大きくなって、「補助輪無しの自転車に乗れるようになりたいから練習するんだ！」とか「運動会のかけっこで一等賞とりたいから練習するんだ！」と自ら望んでするような、本人の意思を伴うトレーニングであれば問題ありません。しかし、そうでない、二歳や三歳という小さな子どもが、望んでもいないのに、頼んでもいないのに、大人から「トイレトレーニングを受ける」というのは、ちょっと言葉がきついかもしれませんが、動物をしつけるときとさほど変わらない「トレーニング」のように、今の私には思えてしまうのです。もちろん、そうでない経験をされた方もいると思います。でも、少なくとも、私が二人の幼い息子にしていたトイレトレーニングは、そんな感じでした。ごほうびとして、ジュースやお菓子をあげたり、上手くできたらホメて、失敗したら叱って……という具合です。

2. トイレトレーニングが虐待のきっかけになっている？

●トイレトレーニングに苦しむ親子

そもそも子どもが望んでいない「トイレトレーニング」をすることに対して、親はどのように感じているのでしょうか？　ベネッセが、二〇一二年に、「Benesse 教育情報サイト」で、幼児を持つ保護者を対象に「トイレトレーニング、大変でした（です）か？　何が大変でした（です）か?」というテーマでオンライン投票を実施しました。[8] 七五四名の回答があり、そのうちの五〇%の保護者が、「とても大変」「まあ大変」と答えたそうです。

そして、「とても大変」「まあ大変」と答えた理由について、以下のように回答しています。

とても大変・まあ大変と感じた理由

・口ばかり達者で、なかなかおむつが外れません。「ぼく、しまじろうすきだもん」と言って、パンパースから卒業できません。

・月齢の近いお友達が先にトイトレに成功すると比べてしまい、自分のやり方の何がいけないのか自己嫌悪に陥《おちい》り、焦ってしまうことが一番精神的につらいものでした。実の親も義理の両親も、一歳過ぎたらとれて当たり前的な考えの持ち主だったので、余計に追い詰められて強いストレスを感じ、たぶん子どもにも伝わっていたと思います。余計な考えとは別に、お友達の中で一番早くとれたのはわが息子だったので、神経をすり減らしたなあと今は思うくらいですが。

・小はほぼできるようになったが、大はどう工夫してもパンツでしてしまいます。

・失敗した後始末が大変で。

ベネッセの調査からも明らかなように、二歳や三歳を過ぎてからのトイレトレーニングが、ネットや育児雑誌のノウハウどおりに上手く進まず、「大変」と感じて悩んでいる親は、実はとても多いのです。そりゃあそうでしょう。子どもにしてみたら「望んでもいないこと」を無理やりされるわけですから、反発して、その結果、上手く進まないと悩む親が半数を占めるのは当たり前です。反発するわが子を前にして親は、同年代の子を持つ他の親との競争心や、実親や義理親の「昔はもっと早く外れていたのに……」などのプレッシャーもあり、だんだん追い詰められたような心境になってしまう。その結果、いつまでたってもトイレでできないわが子に対して、「どうしてできないの！」と叱咤激励し、暴言を浴びせたり、手をあげて叩くなど、虐待に近いようなやり方でトイレトレーニングをしてしまう。

でも、育児雑誌やネットの情報で、「トイレトレーニング中は『なんでできないの！』はNGで、『大丈夫だよ、できるようになるからね』と優しく励まさなければいけない」ということを頭ではわかっているから、「……それなのに、怒鳴って叱ってしまったダメな私……母親失格……」と、後悔する。そうした悲しい悪循環に陥って苦しんでいる親は、実はとてもたくさんいるのです。かくいう私も、そんな母親の一人でした。息子とのトイレトレーニングは、二〇年以上経た今も、私の心の中に深い傷として残っている悲しい体験です。

実際、トイレトレーニングのこじれが、親子関係の悪化や虐待のきっかけになっているという報告を、全国の保育関係者などから聞くことがあります。ただ、トイレトレーニングをめぐる親子関係の一時的な葛藤は、長期間にわたる暴力や性的虐待に比べると生命の危険性が少ないので、社会的には問題として取り上げられることはほとんどありません。でも現実には、不幸なトイレトレーニングを巡って長い間心の傷を抱える親子は、本当に多いのです。児童思春期精神科医の石川憲彦氏も、以下のように警告しています。

●精神医学的にみると、トイレのしつけは最大のトラウマ体験のひとつ

精神神経外科医　石川憲彦　『ぷちちお』一九九九年八月号

精神医学的にみると、トイレのしつけは、最大のトラウマ体験のひとつです。あたり前のことですが、おむつをする生き物は人間だけです。哺乳類は、自然の中に排便・放尿します。これら、いまでは汚物と呼んで忌みきらうようになった排泄物は、自然循環する生態系の中では、植物を育て、ふたたび哺乳類の食物の源をつくる重要な財産でした。生物にとって、排泄の自立は、しつけなくても自然の摂理にしたがって完了していくものでした。

★排泄コントロールの始まり

高価だった布地を、おむつとして使用するのが一般化したのは、江戸時代後期の武家や商家からでしょう。大人たちの着物や家を汚さずに維持したいという反自然的所有願望を満たすために、悲劇が起こりました。自然界に排泄して、いつも乾燥しすっきり快適だった陰部が、乳離れする年齢まで、「じめじめした不快感」に覆われます。この不快感は、清潔恐怖やにおい恐怖といった強迫性が親子関係を支配するようになると、コンプレックスの源泉に変質しはじめます。ひとたび排泄をコントロールしようとすると、自然と人間、親と子などに内在した自然循環リズムが破壊されます。親と子の間でも、排泄（自然）を排泄（自然）としてとらえられなくなっていく。

それでも、戦後のかわいい洋服が普及するまでは、悲劇は限定的でした。日本では、乳離れしたこどもは下着などつけず、スッポンポンで自由に遊べました。社会的な排泄リズムは、こども集団の自律性にゆだねられていたのです。下着の登場、保育年齢の低下、さらには一九七〇年代の下水道完備や鉄筋構造物の増加など、日本人の清潔恐怖は、極限まで高まりました。不自然で強引な大人による排泄管理（トイレトレーニング）に、親子が悩み始めます。強迫的なしつけによる外傷から子どもが回復するのに、ずいぶん時間がかかるようになります。生理学的な個人差に親子の葛藤が輪をかけることで、排泄行動から自由になるのは、早くて一歳半、遅いと一二歳くらいになるのが、全世界的傾向です。

★ベストはおむつなどしない育児

紙おむつの登場は、この問題をますます混乱させました。しかし、なんといっても、ベストは、おむつなどしない育児。やむをえない場合は、おむつを外したあとは、自由にやりたい放題「解放された自由」を保障してあげること。まかりまちがってトイレのしつけをしてしまった場合は、表面上うまくいっていても失敗しても、子どもの心には、見えないところで深く大きなトラウマが残ります。

この傷に悩む人は少なくありません。しかし、暴力や性的虐待にくらべると、生命まで影響をあたえるケースはまれなようです。万が一、しつけてしまった場合には、早急に親子のせめぎあいを中止し、強迫性から親子で脱出するのが最善の策。少子化時代です。一〇年や二〇年は親子でじめじめした関係に悩みながら育ちあうのも、ひとつの人生です。

●おむつの内と外という感覚の違い――排泄行動を変えるのは本当に大変

二歳や三歳を過ぎた子どもにとってのトイレトレーニングが、どうしてそんなに大変でこじれるのでしょうか?

トイレトレーニングというのは、「それまでおむつの中という閉鎖空間で排泄していたのを、トイレやオマルという、大人が決めた開放空間で排泄する」を学習することです。そして実は、この新たな排泄行動の学習が、子どもにとって本当に大変なことなのです。

私たち大人は「おむつでしていたのを、トイレでするだけのことなのに、どうしてそれがそんなに大変なの？」と思ってしまいます。三歳くらいになっていれば、普通に会話できるし、エラそうなことも言うし、他の色々なこともできるようになっているのに、「どうしてトイレでオシッコできないの！」となってしまうわけです。私自身も、二人の息子のトイレトレーニングをしていた時は、そんな心境でした。

しかし、赤ちゃんの排泄の研究に携わるようになってから、自分で実験してみてわかったのです。ある日私は、大人用の紙パンツをはいて、その中でオシッコをしてみようと試みました。すると、全然できないのです。頭では分かっていて、「この中でしても絶対に漏れないから、してみようよ」と私の左脳？　は言うのですが、膀胱の筋肉を緩めて排尿することができない。本当にできない。膀胱にかなりオシッコが溜まっている状態で、「もう出るだろう」と紙パンツをはいたのに、出ない、というか、出せない。最終的にトイレに行って、紙パンツをはいたまま便座に座ったら、やっと出すことができました。

この体験を通じてわかったのですが、「パンツのようなものが下腹部にまとわりついている時には、膀胱の筋肉を緩めてオシッコを出してはいけない（パンツにおもらししてはいけない）」と、私の脳が強く学習してしまっているようなのです。意識的に膀胱の筋肉を緩ませられないくらい、脳が強く学習している。だから、紙パンツをはくと、オシッコを出せないのです。

これと全く同じ原理の逆のことが、生まれてからずっとおむつの中でしてきた子どもの体の中に起こっているのではないでしょうか。生まれてきた時は、「おむつを開けたらオシッコをシャーっとする」という、「開放空間で排泄する能力」を持っていたのに、大人の都合でおむつを着けられて以来、頑張って「おむつの中という閉鎖空間で排泄する」ことを学習してくれた赤ちゃん。その結果、おむつが下腹部にまとわりついているときには、安心して膀胱の筋肉を緩ませてオシッコできるようになっていきます。おむつを着けていない「開放状態」の時は、「オシッコ・ウンチをしてはいけないんだよね」と学習してくれたのです。だから、おむつを外すと出せないのです。

トイレトレーニングが始まって、大好きなお母さんに恐い顔で「何度言ったらトイレでするようになるの！」と叱られて、頭では「トイレという穴の開いた開放空間でオシッコできたら、叱られずに済むんだろうな……」と分かっていても、身体がいう事を聞かないのです。私が頭でわかっていても、紙パンツの中で排泄できなかったことと、全く同じ状態なのではないかと思います。

よく、介護や看護の学校の授業で、「紙パンツをはいて排泄してみましょう」という実習がありますが、「できなかった」と言う人が圧倒的に多いです。よほどの才能？　がないと、いきなり紙パンツの中ではできないのです。それと全く同じ逆のことを、おむつの中で排泄してきた子どもたちは経験する。だから叱られても、頭で分かっていても、おむつを外すと尿意も便意も引っ込んでしまって、上手く出せないのです。この事実を大人は十分に理解した上で、子どものトイレトレーニングを行う必要があるのです。この事実を知らないから、子どものトイレトレーニングが上手く進まないと、かっての私がそうであったように、「どうしてできないの！」と、イライラしてして怒ってしまうのです。

◉註

1. ベネッセ「第一子のおむつはずれアンケート（二〇一三年実施）」。http://benesse.jp/contents/toilet_training/index1.shtml
2. 立川 昭二『病気の社会史―文明に探る病因』ＮＨＫブックス152、一九七一年。
3. Ingrid Bauer, *Diaper Free – The Gentle Wisdom of Natural Infant Hygiene*, 2001.
4. T. Berry Brazelton, *A CHILD-ORIENTED APPROACH TO TOILET TRAINING*, Pediatrics, 1962, 29: pp. 121-128.
5. JENNIFER MARGULIS, *THE BUSINESS OF BABY – What Doctors Don't Tell You*, What Corporations.
6. 「おむつはずしは焦らずにいこう」ニューズウィーク日本語版、二〇一八 三月号。
7. 註５と同じ。
8. http://benesse.jp/kosodate /201301/20130129-1.html.「トイレトレーニングは大変！」精神的に追いつめられる！？　親の約半数が。

voice 石田友子さん・保健師　三九歳／長女七歳、次女四歳、三女一歳八か月

◎私は約一〇年間、地方自治体の保健師として働いてきました。三番目の子どもを出産後に離職して、現在は主婦として家事や子育てに専念する傍ら、ボランティアとして地域の子育て支援の活動にも少し携わっています。

●おむつなし育児・知ってびっくり！　やったら楽しい！

おむつなし育児のことを知ったのは、一人目の妊娠中。それまでは「赤ちゃんにはおむつをするものだ」という前提で保健師の仕事をしていたし、「自分の子にも紙おむつを主に使って、余裕があれば布おむつを使ってみようかな」くらいに思っていました。しかしある時、私の母から「あなたも保健師という専門職なのだから、布おむつの苦労も知っておきなさい」と、大量の布おむつを渡されたのです（笑）。

それがきっかけで、布おむつについて調べていたら、「おむつなし育児」というものがあることを知り、「何それ？」とすごく衝撃を受けて。子育てに関わる仕事をしている以上、これは見逃せないと、ウェブサイトや本から、おむつなし育児について学びました。

出産後数週間して、赤ちゃんのお世話に少し慣れてきた頃、タイミングをみて長女のお尻に大人用の差込便器をあてて待ってみたところ、「ぶぶぶっ！」と音がして、ウンチが出た

んです！　おむつの中でするのと違って、お尻が汚れてなくて、気持ちよさそうな感じがして娘も嬉しそうで、自分もなんだか嬉しくなったのを覚えています。

それ以降おむつも使いながら、時々洗面器に排泄させていると、生後三～四か月には排泄のタイミングが何となくわかるようになりました。生後六～七か月になり体重が増えてくると、後ろから抱きかかえて排泄させるのが辛くなってきて、ホーロー製のオマルを使い始めました。

●長女とのおむつなし育児――実は苦労もたくさんあって

長女との「おむつなし育児」は、楽しい経験もたくさんしたけれど、正直、大変な思いもしました。独学でしたし、夫や他の家族も「何それ?」という反応で協力が得られず、周りに相談できる人もいなくて。まあでも、迷いながらも続けていると、オマルなどの「おむつの外」での排泄が上手くできるようになり、すごく嬉しかったです。家族や友達にも「オマルで排泄できるよ！すごいよ！」とアピールして回って（笑）。

……ところが、つかまり立ちする生後一〇か月頃になると「イヤイヤ期」が始まり、オマルを拒否するように。私は焦りを感じ、なんとか無理にオマルでさせようとして、イヤイヤ期をこじらせてしまいました。そんなある日、長女がオマルを拒否してギャーギャー泣いて、私のイライラも限界にきて、とうとう私は「もう、知らない！！」と、爆発（笑）。とにかく一人になりたくて、友達からもらった一般的なトイレトレーニング用のＤＶＤを居間のＴＶで再生して、泣いている長女を居間において、私は居間の後ろにあるクローゼットに閉じこもったのです。長女が一歳八か月の頃でした。

居間に取り残された長女はしばらく泣いていましたが、やがてＤＶＤに気づくと泣き止んで、ＤＶＤをぼーっと観ていました。私はクローゼットに隠れたまま、戸の隙間から、長女の様子を見ていました。その時、長女の中で何か変化が起こったんですね。ＤＶＤの映像を見て、「そうか、みんなトイレやオマルでするのか」と腑に落ちたのか、その日を境にトイレやオマルを拒否しなくなり、自分でトイレやオマルへ行ったり、事前報告してくれるようになりました。一歳九～一〇か月の頃には本人が行きたいと言う時にトイレへ連れていけば大丈夫という状態になり、おもらしはほとんどなくなりました。

※筆者注：通常は、「トイレトレーニング用の映像を観た」だけで、全ての子どもがトイレで排泄できるようになるわけではありません。トイレトレーニングの映像だけを観ても、上手く進まない子はたくさんいます。のどかさんの長女の場合は、生まれてから一歳八か月までの間、「オシッコやウンチを溜めて開放空間で排泄する」という「身体能力」を育ててもらっていたので、ＤＶＤで動物のキャラクターがトイレで排泄する姿を見て、自分も真似をするという「社会的ルールの学習」がスムースに進んだと推察されます。

●次女とのおむつなし育児――トレーニングなしに排泄自立

三年半後に生まれた次女にも「おむつなし育児」を実践。次女が一歳四か月の時に、「おむつなし育児アドバイザー養成講座」を受講する機会に恵まれ、「おむつなし育児は、トイレやオマルで排泄させることが目的ではなく、子どもに寄り添うことが大切である」ということを学びました。

その頃、別の勉強会で「子どもは本来、自分で育つ力を持っているので、親はただ環境を整えて、やりかたを見せ、環境との橋渡しをしてあげればよい」ということを学び、あらためて「私が長女にしていたことは、どちらかというと、親主導で○歳からトイレトレーニングをした感じだった」と反省しました。

それらの学びから、次女ではイヤイヤ期をこじらせることなく、排泄のお世話を通じたやりとりは、より面白くて楽しいものになりました。次女は、「寝起き時に、おっぱいを飲んでもまだ泣くときはオシッコ」とわかりやすかったので、主人にも頼みやすく、主人も積極的にオマルやトイレでさせてくれるようになっていました。

次女は生後二か月の時に、耳元で名前を呼んで、ささやくように「しーしー」と言ってあげると、オシッコをすることがよくありました。それ以外にも、私がちゃんと言葉で伝えると、理解してくれているように感じることが何度かあって。例えば、授乳中に、飲むのを止めてウンチしそうな時には、私が「ちょっと待っててね」と言うと、オマルのところへ連れて行くまで排泄を待っていてくれたりなど。まだ言葉の話せない赤ちゃんと深いところでコミュニケーションができて、子育ての深い幸せを感じました。

夜間も、次女の場合、「おっぱいをあげても、なかなか寝付かないときはオシッコ」とわかりやすかったので、オマルでさせることが多く、生後一一か月頃には、夜は布パンツで寝るようになっていました。昼間は満一歳頃から布パンツになりました。

一歳前後で立てるようになった頃に、次女も長女と同じように「イヤイヤ期」がきて、オマルを嫌がりました。そこで本人の気持ちに寄り添って、無理にオマルに座らせることはせず、次女が自分でできるよう工夫しました。具体的には、次女がオシッコしそうな様子を見せたらパンツだけ脱がせて、次女に「オシッコをしたくなったら、このオマルでしてね」とお願いするという方法です。部屋にあるジャングルジムの脇にオマルを置いて、ジャングルジムを手すりにして自分の身体を支えて、オマルに座れるように配置しました。そして、「したくなったらしてね。」とだけ伝え、本人の主体性に任せたのです。すると、私が見ていない間に自分でオマルに座り、オシッコをしていました。

そんな次女との楽しい排泄のやりとりが続いていた時、ふと、長女の時はオマルを拒否する長女に向かって、親主導のヒドイ対応をしていたことが思い出されて、罪の意識でとても辛い気持ちになりました。そして思わず長女に向かって、「ママはあなたの時も、こうしてあげたかったけれど、できなくてごめんね」と謝りました。すると長女は、「いいよ。ママもわざとじゃなかったんだよね」と言ってくれたのです。長女が四歳八か月の時でした。なんだかもう、ジ~ンときて、涙が出ちゃいました。子どもって、本当に優しくて素晴らしい存在だと気付かされました。

次女には「トレーニング」らしきものはほとんどせずに、本人の意思に任せて、そして親の「できればオマルでしてくれたら嬉しい」という気持ちも伝えて自然な感じで進めていくうちに、気がついたら一歳八か月頃には、布パンツでほとんど漏らさなくなりました。もちろん次女も、イヤイヤ期が何度かあって、おもらしが増えた時期もありましたが、それも一時のことでした。

●三女とのおむつなし育児――家族みんなで自然に楽しく！

二年半後に三女が生まれた時は、「おむつに頼りすぎない」というやり方が、わが家では自然になっていました。主人も「こういう姿勢でするとでやすいよ」「こういうタイミングや仕草の時にするよ」など、普通に口にするようになっていて。上の子達も、当たり前のことととして手伝ってくれ、特に長女は、三女の様子を見ていて、「あ、今、したいかも」と気づいて教えてくれたり、実際に排泄をさせてくれることもありました。

そうして家族にも助けられて、三女とトイレで向き合い静かにウンチやオシッコが出るのを待つ時間は、私にとってとても幸せなひと時でした。三人の我が子の排泄にじっくりかかわれたことで、私自身、保健師としての知識以上に、子どものすばらしさに気付け、また、子育てに関しても様々なことを学べたように思います。きっと子どもたちにとっても良い経験となって、将来彼女たちの子育てに役立つのではと思っています。

●保健師として伝えたい大切なこと

今の時代、子育てに関して色々な情報が溢れていて、自分の子のために何をしてあげたらよいのか迷うことも多々あると思います。そんな時にぜひ思い出してほしいのが、まずは、生きていく上で大切な「寝ること」「食べること」「出すこと」がちゃんとできているかということです。これらがしっかりできていてこそ、健康で過ごすことができ、健康であるからこそ、自分らしく充実した生活が送れます。特に小さなお子さんは、この基本ができていないと、体調やご機嫌、やる気などに表れてきます。そしてそれは、子育てのしやすさにまで影響してきます。

ところが、「寝る・食べる・出す」は当たり前過ぎて、つい後回しになってしまう。特に「出す」つまり排泄は、生まれて間もない頃や離乳食の時期を過ぎると、徐々に意識されなくなっていきます。しかし、オシッコやウンチは「体からのお便り」「健康のバロメーター」で、体調や精神状態を知る手がかりになります。実際にウンチやオシッコを見ながら、体のことを話してあげられる機会は、乳幼児を過ぎるとなかなかない。オマルやトイレでしたウンチやオシッコを親子で見ると、子どもに対して身体のことや健康のことを話す機会が自然に生まれます。

そういう経験をして育ったうちの子どもたちは、お陰さまで「自分の排泄物を見る」という習慣が自然にできて、「オシッコがいつもより黄色い！」「今日は〝いいバナナウンチ〟が出た」「硬い〝コロコロウンチ〟。お野菜が足りなかったかなあ？」など話してくれ、時に的を得たコメントに驚かされ、表現の豊かさに感心しています。子ども自身も、自分の排泄物から自分の身体の状態を理解できるようになっていくんですね。

やがてそれは「早寝、早起き、朝ごはん、朝ウンチ」という良い習慣となって、毎日の生活を快適で楽しく過ごすための土台となったり、大人になってからの健康づくりにもつながっていく気がします。排泄に寄り添うということは、オムツをはずすということだけでなく、「生涯にわたる健康づくり」という意味でもとても意義深いです。

だからこれから親になる人には、赤ちゃんが本来持って生まれてきている「おむつの外という開放空間で排泄する能力」の事実を伝えたい。実際にやるかどうかは別としても、おむつなし育児は知っているだけでも十分価値のあることです。

最近では、「お母さんが楽にできるように」という「育児負担の軽減」が優先され、その結果、三歳児健診でおむつが外れていなくても問題視されることなく、それどころか、健診で紙おむつの試供品が渡されることすらあります。私は自分の子どもたちとの経験を通じて、本当にそれが、「お母さんの負担を軽く、楽にしていること」なのかなと、疑問に思うようになりました。

今の「子育ての常識」みたいなものをちょっと脇に置いて、例えば「排泄」に寄り添って自分の子どもの育ちをよく見ることで、自分と子どもにとってのベストな「育児の方法」が見つかっていくのではないかと思います。

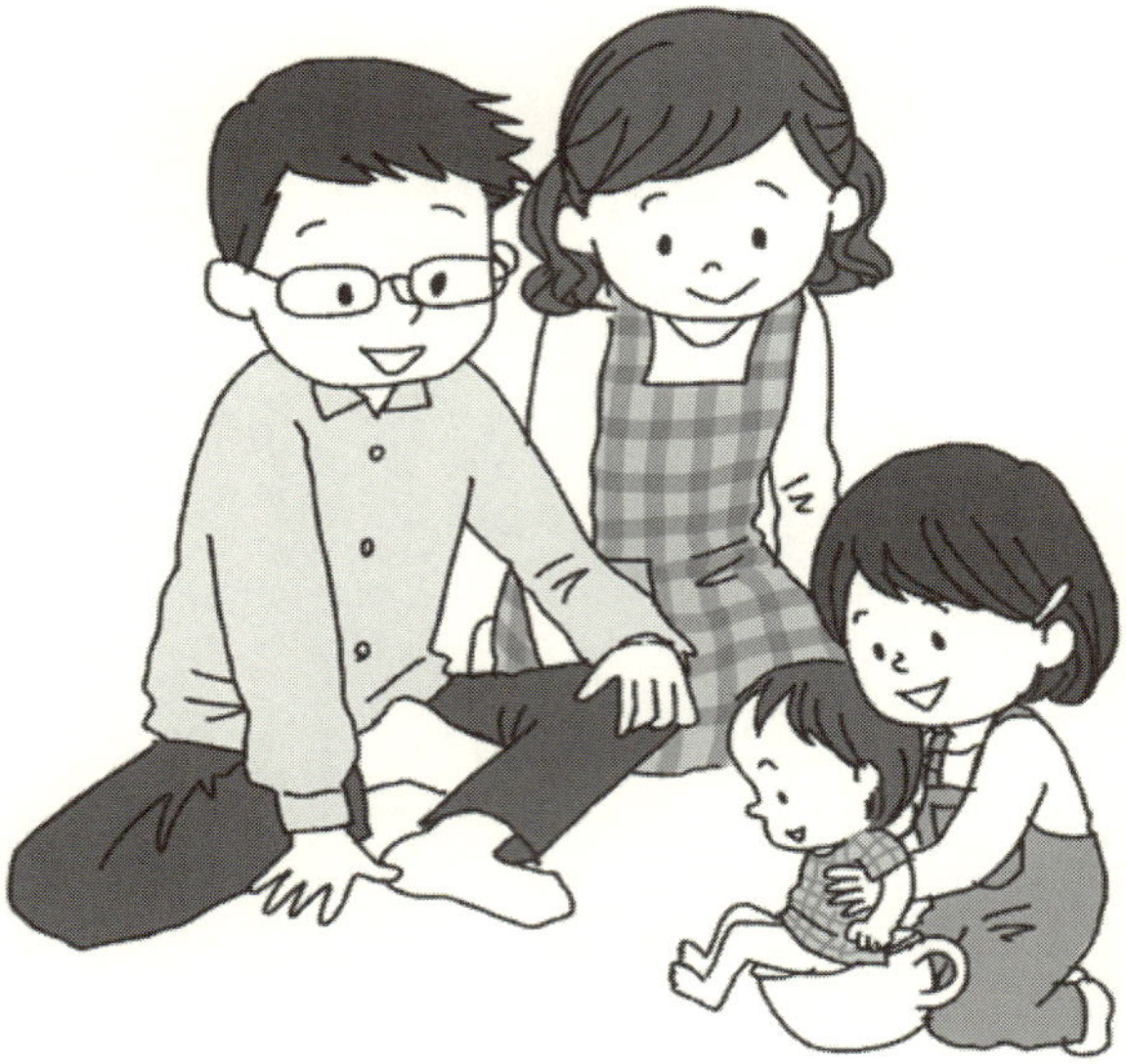

Part 3
「おむつに頼りすぎない育児」って、具体的にどうやるの？

実は簡単！　誰でも今日からできる！

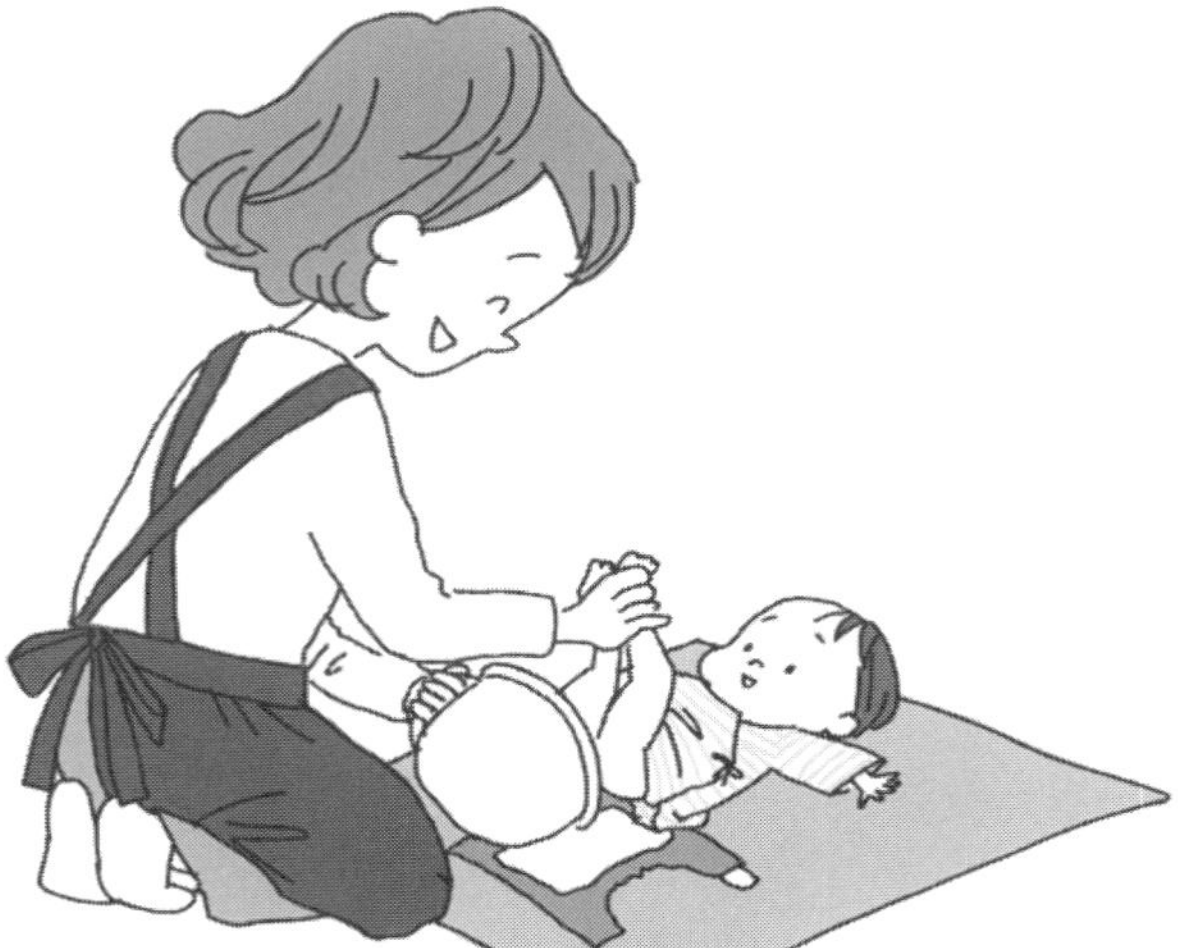

6章　おむつに頼りすぎない育児の知恵と技を取り戻す

イヤなおむつ替えタイムが、幸せな排泄コミュニケーションタイムに！

1. 方法はいたって簡単＆シンプル

「おむつに頼りすぎない育児（おむつなし育児）」のやり方は、いたってシンプル。大事なことは以下の三つだけです。

①赤ちゃんに対して「なるべく、おむつの外で気持ち良い排泄をさせてあげたい」とお世話する大人が心を寄せる。

②赤ちゃんが、なるべくおむつの外（開放空間）で自然な排泄をする。

③赤ちゃんが、自分の身体から排泄物が出ているという事実を、五感を使って脳が認識する。

今の日本の環境でも、コツをつかんでちょっと工夫すれば十分可能で、実践する家族が全国にじわじわと増えています。その多くは、保健医療や保育・教育等の専門職の人々です。

①赤ちゃんに対して「なるべく、おむつの外で気持ち良い排泄をさせてあげたい」と心を寄せる

大人が赤ちゃんの排泄を敏感に感じとれる身体感覚を取り戻すには、「排泄を意識する」ということが第一歩です。難しいことではありません。誰でもできます。日本のような環境では、赤ちゃんにおむつを着けていただくのですが、それでも、「タイミングが合えば、できるだけ、おむつの外で気持ち良い排泄をさせてあげたいな」という気持ちだけは忘れないようにする。ただそれだけです。この気持ちさえ持てていれば、たとえ、結果としてトイレやおまるで排泄できなくても、おむつなし育児は半分成功しているも同然です。お世話する大人が意識すると、お世話される赤ちゃんも、自分の排泄を意識するようになります。これが大切なのです。お世話する大人が赤ちゃんの排泄を意識するかしないかで、その先に広がる、赤ちゃんが経験する世界は、全く違ってきます。大人が赤ちゃんの排泄を無視して、同じおむつを長時間着けっぱなしして放置しておくと、赤ちゃんもやがて自分の排泄を意識しなくなり、おむつが汚れても気持ち悪いと感じなくなり、結果、おむつの中でダダ漏れ状態が続きます。それがよくないのです。「オシッコを溜めて出す」といった排泄をコントロール

する感覚も育ちにくくなってしまいます。

②赤ちゃんが、なるべくおむつの外（開放空間）で自然な排泄をする

赤ちゃんが排泄したそうなタイミングで、おむつを外して、開放空間で排泄させます。おむつなし育児は、よく、「○歳の頃からトイレやオマルで排泄させること」と思われがちですが、そうではありません。大切なポイントは、「開放空間で排泄する」ということです。それが、動物にとって、一番自然な排泄空間だからです。オマルやトイレも、開放空間の一つにすぎません。極端なことを言えば、開放空間であれば、どこでも良いのです。もちろん、オマルやトイレで排泄できると、大人は後始末が楽で嬉しいですが、場所が大事なのではない。開いたおむつの上、タオル、洗面所、風呂場、庭先、……どこでもOK。つかまり立ちできるようになると、立ってしたがるようになります。子どもが色々な場所で、色々なスタイル（立ってなど）ですると、大人は「大きくなっても、ちゃんとトイレでしなくなるのでは？」と心配しますが、そんな心配は無用。人間は社会的な動物ですから、しかるべき年齢になれば、皆が使う「トイレ」という場所で、ちゃんとできるようになります。それよりも大事なのは、「オシッコをしっかり溜めて、開放空間で一度にまとめて出す」という、本来の排泄能力が自然に育つようにお世話してあげることです。

赤ちゃんが排泄しそうなタイミングを見極めるのに、二つの方法があります。①タイミングを見計らって②仕草（サイン）を見て、というものです。代表的なタイミングや仕草（サイン）は、次頁の表のとおりです。

多くの人は、タイミングを見て、おむつを外してさせています。仕草は、赤ちゃんによっては、わかりやすい赤ちゃんと、わかりにくい赤ちゃんがいて、また、成長と共に仕草やサインも変化していきます。仕草やサインは、「わかったらラッキー」くらいに軽く考えておいて仕草やサインがわからなくても、悩まないようにしましょう。

③赤ちゃんが、自分の身体から排泄物が出ているという事実を、五感を使って脳が認識する

開放空間で排泄することと同様に、あるいはそれ以上に大切なポイントが、自分の身体からおしっこやうんちが出るという事実を、赤ちゃんが五感を使って認識するということです。身体からオシッコが出ているという現象を、目で見て、皮膚で感じで、ついでに音も聞いて、臭いも感じて……というように、五感を使って脳がちゃんと認識することで、「オシッコを溜めて出す」という排泄をコントロールする感覚が育っていきます。ところが、おむつの中だけで排泄していると、「おしっこが出ている」という事実を脳が認識しづらい。よく、「三歳を過ぎても、排尿間隔があかず、頻尿状態なので、おむつが外せない」と悩むお

表　赤ちゃんが排泄しそうなタイミングと仕草

タイミング	・寝起き ・おんぶや抱っこされていて降ろされた時 ・車のチャイルドシートから降ろされた時 ・授乳中＆後、食事中＆後 ・おむつを開けた時（おむつ替え時） ・外出後 ・入浴前後 ・寝る前
仕草／サイン	★月齢が低い頃は生理的な反応が多い ・つばをブーブーと出す ・泣く（出たから泣くのでなく、したいから泣く） ・授乳中に乳首をくわえたり離したりする ・体に力を入れる／体をふるわせる／表情が固まる ・おならをする ・（男児の場合）おちんちんが膨らむ ・様子が変わる（突然モゾモゾ動く、突然騒ぎ出す、突然黙る） ・足で蹴る ・じっーと見る ・抱っこ／おんぶされていてのけぞる ・幻のオシッコ（赤ちゃんをぴったりくっつけて抱っこしていると、赤ちゃんのお尻あたりに生温かいものを感じて、「あ、オシッコ　出ちゃったかな」と思って確認しても、何も出ていなくて、その直後に実際のオシッコが出るという不思議な現象） ★月齢が上がると「伝えたい」という意図を伴った仕草が増えていく ・オマルやトイレの方へ向かっていく／オマルをさわる／おむつをさわる ・ある、決まった音（「チッチ」など）を出す ・自分のお股付近を触る

＊『赤ちゃんにおむつはいらない』（三砂ちづる著）を参考に著者作成。

母さんがいますが、逆なのです。おむつを外さないから、脳がおしっこが出ていることを認識できてなくて、だから、「溜めて出す」という感覚が育ちにくいのです。〃ためて一度に出す〃という排泄コントロールの感覚が育つには、排泄物が身体から出ていることを認識しやすい服装（スッポンポン／布パンツ／布おむつ＆おむつベルト／ふんどし等）で過ごす時間を作ってあげます。一日中、そのような恰好で過ごすことが難しければ、一定の時間（一五分・三〇分等）や、漏らされても気にならない場所（お風呂場や戸外など）でさせてあげてもいいでしょう。

もうお気づきだと思いますが、「自分の身体から排泄物が出ているという事実を、五感を使って脳が認識する」というのは、簡単に言うと、「おもらしの経験をさせてあげる」ということです。よく、「排泄が自立するには、布パンツをはかせておもらしさせて、『パンツを濡らすと気持ち悪い』という不快感を体験させることが大切」と言われます。私は、この、「子どもに不快感を感じさせる」という表現があまり好きではありません。なんだか、子どもに嫌がらせをしているみたいじゃないですか。そうじゃないと思うのです。起こっている現象は「布パンツをはいて漏らす」なのだけど、「不快感を感じさせる」のではなくて、「そうすることで子どもが五感を使って身体から排泄物が出ていることを認識する」という表現の方が、私にとってはしっくりきます。

☀ほうこく　埼玉のさくらんぼ保育園の「おむつなし保育」実践

埼玉県に、四〇年近く前から、自然保育を実践されている素晴らしい保育園があります。さくらんぼ保育園です。ここでは、おむつを一切使わないで保育をしています。

園では、産休明けの生後二か月の赤ちゃんから預かっていますが、赤ちゃんが着けているのは、普通の布パンツ。園では、トイレやオマル等の「開放空間」での排泄は、赤ちゃんの頃にはしません。布パンツを着用させて、おしっこやウンチが出たら、その度に替えてキレイにしてあげるというお世話の方法を実践されています。

布パンツをはいていておしっこをすれば、当然漏れるので、赤ちゃんたちは、自分の排泄物を目で見て、皮膚で感じて、音も聞こえて、臭いもしたりして育つ。つまり、五感を使ってしっかり認識して育つのです。

するとどうなるか?　この園では、トイレトレーニングも、時間を決めたトイレ誘導さえもしないのですが、一歳半～二歳前後という、排泄の自立に向けた身体の機能が整っていく頃には、自分で歩いてトイレに行くようになるのです。

「排泄の自立」という視点から見れば、身体から排泄物が出るという生理現象を、五感を使ってしっかり認識して育てば、〇歳の頃からトイレやオマルでさせなくても、排泄の自然な自立は可能なようです。

『赤ちゃんにおむつはいらない』「さくらんぼ保育園」三砂ちづる著、勁草書房、一六三頁より。

〇歳からオムツの外で排泄する子の一般的な育ちの姿（個人差があります）

★二～六か月ごろ（黄金期）：

・おむつの外（オマルやトイレ等）での排泄を開始するベストタイミング

・寝起きや授乳後などのタイミングでおむつを外すと排泄することも多い

⇓

★六か月～一歳前半ごろ（イヤイヤ期）：

・オマルやトイレを拒否したり、立って排泄したがるようになる

・オシッコやウンチをある程度ためて排泄できるようになる

⇓

★一歳前半～一歳後半ごろ（布パンツ移行期）：

・オシッコやウンチをかなりな程度ためて排泄できるようになる

・家にいる時は布パンツを着用することにあまり抵抗がなくなる

⇓

★一歳後半～二歳前半ごろ（排泄自立期）：

・布パンツを着用していてもほとんどおもらしをしなくなる

・オシッコやウンチがしたい時、事前に知らせることもある

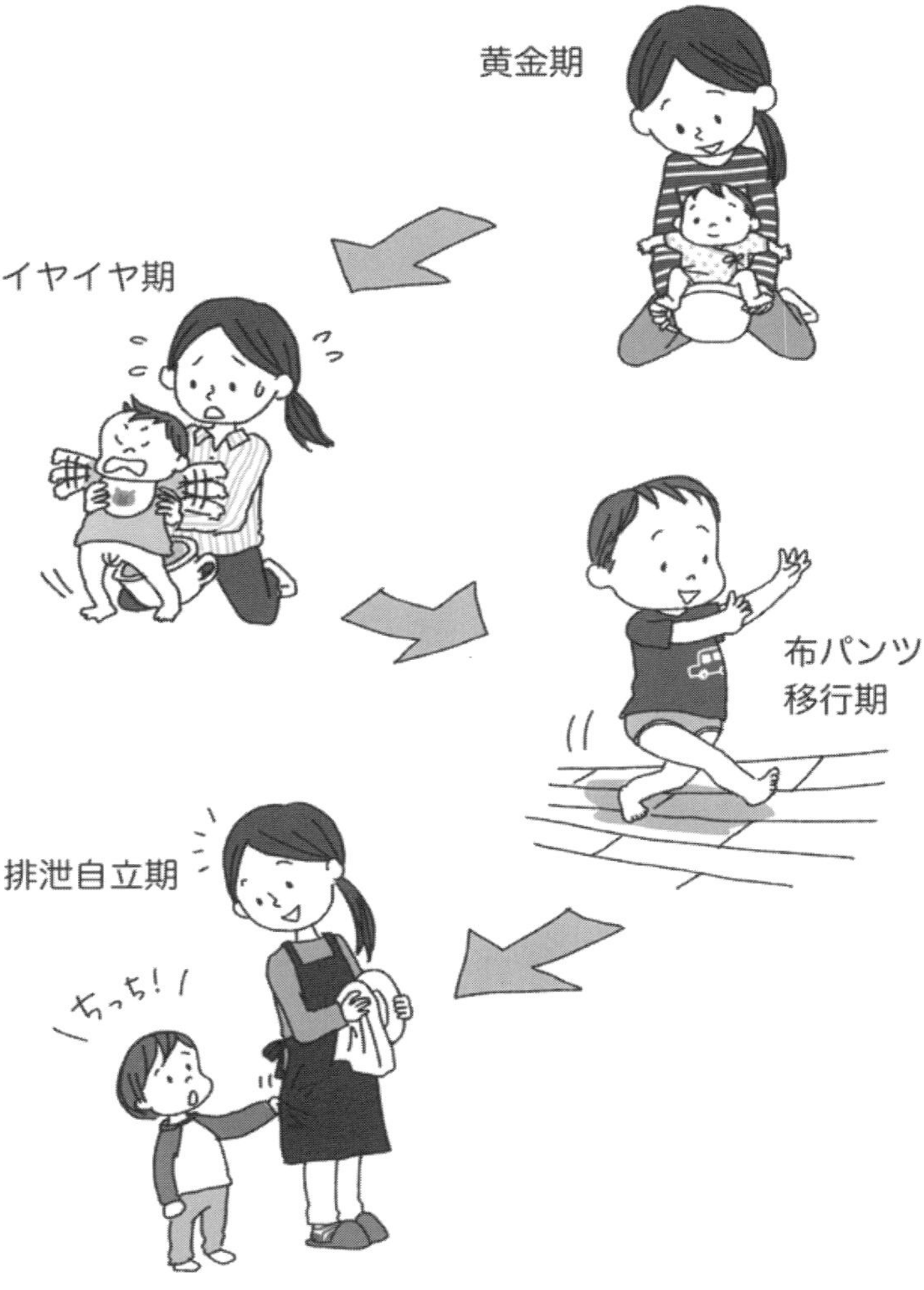
黄金期
イヤイヤ期
布パンツ
移行期
排泄自立期
ちっち！

2. 知恵と技をさらに深く学びたい方に

「おむつに頼りすぎない育児」のやり方については、「絶対このようにしなければならない」という決まり事はありません。本書でも、八名の方の体験談を「Voice」としてご紹介していますが、お気づきのように、どれ一つとして同じ体験はありません。それは、「おむつに頼りすぎない育児」が、大人主導の「トイレトレーニング」でなく、子どもが主導で、大人はあくまで「子どもの自然な排泄に寄り添う」というスタンスだからです。全ての子どもの個性や発達がそれぞれ異なるように、排泄行動もそれぞれの子どもで異なります。

「おむつなし育児研究チーム」(三砂ちづる氏代表)をベースに「おむつなし育児研究所」をたちあげてもう一〇年になります。おむつなし育児について、もう少し具体的に知りたい方、人に伝えるためにより深く専門的に学びたい方などが参加される講座を、各地でひらいています。受講された方々が「おむつに頼りすぎない育児」を学んで、ご自身の育児がよりらくに楽しくなったり、周りの方に伝えてくださったら嬉しいです。

以下、簡単に「学び」の窓口をご紹介します。

①おむつなし育児研究所の公式ウェブサイト：http://www.omutsunashi.org/）／フェイスブック「How to」「書籍&関連グッズ」「全国の講座&交流会情報」「全国のおむつなし育児の情報」「おむつに頼り過ぎない育児に協力的な保育施設・保健医療施設」を掲載。おむつなし育児実録4コマ漫画「まいにちおしりケーション」も掲載。毎月一回発行している『おむつなし育児メルマガ』では、「赤ちゃんと排泄」という視点から見えてくる社会の様々な課題をご紹介。

②おむつなし育児アドバイザー養成講座：私、和田智代から直接学びたい方や、アドバイスできる人を養成する講座を、全国各地で開催しています。二〇一五年にスタートし、これまでに約一〇〇〇名の方が参加されました。妊婦さんや赤ちゃんがいるお母さんやお父さん、医師・助産師・看護師・保健師・保育士・幼稚園教員・学校教員・自治体職員、ベビーサインやベビーマッサージ講師など、様々な立場から子育て支援に関わる専門職の方々も大勢受講されています。

③おむつなし育児アドバイザーによるイベント：アドバイザーが開催する、交流会や講座へ参加することでより具体的に学べます。仲間作りの機会としてもお勧めです。ウェブサイトでご確認ください。

④カオハガン島ツアー：本書でもご紹介した、フィリピンのセブ沖にある、今もおむつをあまり使わない「カオハガン島」へのツアーを、毎年二回(夏&冬)、開催しています。生後六か月くらいの赤ちゃんから七〇代のシニアの方まで、安心してご参加いただけるツアーです。詳細はウェブサイトで。

⑤地域での講演会・講座の開催：お住まいの地域で、和田智代による講演会や講座の開催が可能です。希望される方は、おむつなし育児研究所まで、直接ご相談下さい：omutsunashi.org@gmail.com

⑥DVD『おむつなし育児 家族みんなで！ もっと楽しく！』（企画：おむつなし育児研究チーム）は、おむつなし育児研究所ウェブサイトから購入可能です。

voice 木村 真知子さん・看護師 三九歳／長女二歳

◎看護師として病院で約一〇年間勤務。妊娠を機に離職し、現在は二歳八か月になる娘を子育てしながら、地域での子育て支援活動を行う。

●生後一か月ころから「おむつなし育児」。オマルですると〝ニッコリ笑顔〟

私が娘を妊娠する前に立ち寄った書店で、『おむつなし育児』というタイトルの本を発見。「え？ おむつが要らない？ どういうこと？」と驚いて手にとったことがきっかけで、「おむつなし育児」に興味を持つようになりました。

その後妊娠し、娘を出産。生後一か月くらい経て落ち着いてきたころから、私の体調が良い日のオムツ交換時に、防水シーツを敷いて、その上に娘を寝かせ、五分ほどおむつを開けっ放しにしておくというふうにやってみました。生後一～二か月だとオシッコも頻回で、「こんなにしょっ中するんだ！」と驚いたものです。おむつは、布おむつを使っていました。

生後三か月ころプラスチック製の〇歳から使えるオマル（プチポッテイ）を買って、私に余裕がある時だけオマルでさせました。授乳中には必ず排泄するので、オマルをお尻にあてて。生後五か月には一人座りができるようになり、朝起きたらオマルに座らせると、必ずオシッコとウンチをしました。離乳食を食べ終わった後や、おむつ交換の時にも。オマルの中でした時、娘は笑顔でにこっと笑うんです。その表情を見て、「あ〜、おむつの外で排泄すると、気持ち良いんだな〜」と思いましたね。おむつの中でした時には見せなかった表情です。

●娘の意思を尊重してオムツ or パンツを選ばせてみた

生後一〇か月で歩くようになってからは、間に合いそうな時はトイレの補助便座での排泄も始めました。そのころから、昼間、家にいて自分に余裕がある時は、布製トイレトレーニングパンツをはかせました。余裕がない時は布おむつ、外出や自分がしんどい時は紙おむつ、というように、その時の状況でおむつを使い分けました。布パンツの中に紙のトイレトレーニングパッドを入れる方法もやりました。おむつやパンツを使い分ける際、本人に「こういう理由だから、今はこれを着けてね」と説明するよう心がけたところ、娘はまだ小さな赤ちゃんでしたが、私の言うことを理解してくれている印象でした。

実は私は当初、「満一歳になったらおむつは外そう」と思っていたので、一歳になった娘に対して、「もう、この紙おむつは、はきません。今日からは布パンツに変えます」と宣言しました。すると娘は、「イヤ!」と言って、紙おむつを私の手から奪って、「これをはくんだ!」と強く意思表示をしたのです! 一歳になったばかりの小さい娘が!

それで私は考え直し、娘の意思を尊重して、満一歳から一歳八か月ころまでは、パンツかオムツかを選べるやり方に変えました。紙おむつ、布おむつ、布パンツ、布のトレーニングパンツの四種類をセットして置いておき、娘に選ばせるのです。すると不思議なもので、一歳になったばかりの小さな娘が、その時の状況に応じて適切なオムツやパンツを選んでいました。おもらしが続くと、少し不安になるのか紙おむつをはきたがり、でもトイレに間に合うことが続くと、再び自信が出てきて布パンツを選び……のような感じです。排泄の自立が少しずつ確立していった過渡期に、娘がその時の気持ちでオムツかパンツを選ぶという様子を、私は微笑ましく見ていました。

●一歳八か月で昼間は布パンツに

一歳八か月ころになると、パンツでのおもらしはほとんどしなくなったので、昼間の紙おむつ使用は、本人も合意の上でやめました。外出先では、万が一の時のために、布パンツの中に、紙のトレーニングパットを入れました。それも二歳になってからは、「かゆいからイヤだ」と言うようになったので、外出先でも布パンツになりました。

夜の紙おむつも、やはり二歳ころから「かゆいからイヤ」と言うようになり、使用をやめました。代わりに、布団に防水シーツを敷いて、布製トレーニングパンツの中に布おむつを入れて、夜中に時々おむつを取り替えたり、トイレでさせたりしていました。ところが二歳三か月くらいから、娘は夜寝ている間にトイレに起こされるのがイヤになったようで、再び、紙パンツをはいて寝たいと言うのです。二歳八か月の今、夜は紙パンツを使用しています。

●排泄を気にかけていたら、子どもの気持ちによく気づけるように

子どもの排泄は食事回数よりも多いので、それを気にかけていると、排泄以外の子どものちょっとした成長や気持ちに気づけるようになっていきます。娘が考えていることが何なのか、すごく頑張らなくても、なんとなく自然にわかるようになるんです。そして自分の気持ちを親に想像してもらって育てられた娘は、機嫌よくしていることが多い。ぐずったりすることが少ない。眠い時やお腹が空いた時はぐずるけれど、それ以外では、ほとんど泣くことがないのです。周りの家族や知人からも、「いつもニコニコしているね」と言われることが多いです。娘は周囲をよく見て状況をつかむことが得意で、こちらの気持ちをよく察してくれます。これまで娘を育ててきて、子育てが「すごく大変！」とか「もういや！」と思うことが、ほとんどなかったです。

●多くの人に伝えたい――赤ちゃんが本来持って生まれてきた排泄能力の事実

娘に対しては、「トイレトレーニング」を意識することなく、昼間のオムツは自然に外れました。〇歳のころから「おむつの外」で自然な排泄をなるべくさせてきたことで、オシッコやウンチを溜めて開放空間で排泄する身体能力が自然に整っていき、私がトイレを使用する時に娘もついて来て私のすることを見て、トイレの使い方や、トイレットペーパーの使い方を自然に覚えていった感じです。

よそのお子さんのトイレトレーニングの様子を見ていると、お母さんも子どもも、本当に大変そうだなぁと感じます。二歳や三歳過ぎた子をオマルやトイレに座らせてもなかなか排泄できなくて、お母さんは困ってしまう。でも、子どもにしてみたら、生まれてからずっとおむつの中でしてきたわけなので、急に「トイレやオマルというおむつの外で」と言われても、スグにはできない子が多いのは当たり前だと思います。

母子手帳や両親教室などで、赤ちゃんの排泄の本当の姿について、親にちゃんと伝える機会が必要だと思います。でも現在、教えられているのは、「おむつはこうして着けます。排泄したら取り換えてキレイにしてあげましょう。おむつには紙と布とがあって、メリットとデメリットはこんな感じです」という情報だけ。紙か布か、あるいはおむつなし育児かという、「どの方法で排泄のお世話をするか」の前に、親に知らせるべきことがあるのです。それは、おむつをあまり使わないで、動物として自然な排泄をして育つと、赤ちゃんの排泄能力は、本来どのように発達していくのかという事実です。最初にそれを知り理解した上で、「どの方法でするか?」と選べると良いです。

●看護師として伝えたいこと――大人だって気持ち良く排泄したい

私が病院で看護師として働いていたころ、特に一般病棟（急性期の治療が中心）にいた時は、自分で動けない患者さんに対して、看護する側の都合で時間を決めてトイレへ連れて行っていました。治療を適切に進めるためには、検温、投薬などやるべき業務がたくさんあって、排泄のお世話もその一つで、どうしても「こちらが決めた時間に」となりがちでした。しかし、排泄のタイミングは、当然、その人によって異なるわけで、だから自分のタイミングでない時にトイレへ誘われると、反発する患者さんもいました。

一方、ある程度症状が安定している慢性期の患者さんが入る「療養病棟」で働いていた時は、業務にも少し余裕がありました。そこでは、ナースコールを頻回に鳴らすような、いわゆる「困った患者さん」に対して、その人の話を落ち着いて聞きながら、「トイレに行きたい」と訴えた時に連れていくという、本人の意思を尊重した排泄ケアができたこともあります。すると、だんだんナースコールを鳴らす回数が減っていって、困らされることが減って、看護の業務がやりやすくなるという経験をしました。

今、振り返ってみると、あの時、患者さんに対して、その人が本当に排泄したい時に介助したことで、本人にとっては一番気持ち良い排泄ができたので、身体的にも精神的にも満足して、困った行動が減っていったのかな……と思ったりします。

私のような医療職は、臨床で私と同様の経験をすることが多いです。そんな医療職が、自分の子どもで「おむつなし育児」を実践すると、私のような気づきを得て、「おむつなし育児」にハマっていく人が多い。「子どもをこう育てたい」という親の気持ちではなく、「排泄をする子どもの気持ち」に軸をおいて、気持ち良い排泄をさせてあげる。すると子どもは機嫌よく過ごす時間が長くなり、親の言う事もきいてくれやすくなり、結果として育児はらくで楽しくなるという、良い循環ができあがっていくようです。

Part 3 「おむつに頼りすぎない育児」って、具体的にどうやるの？

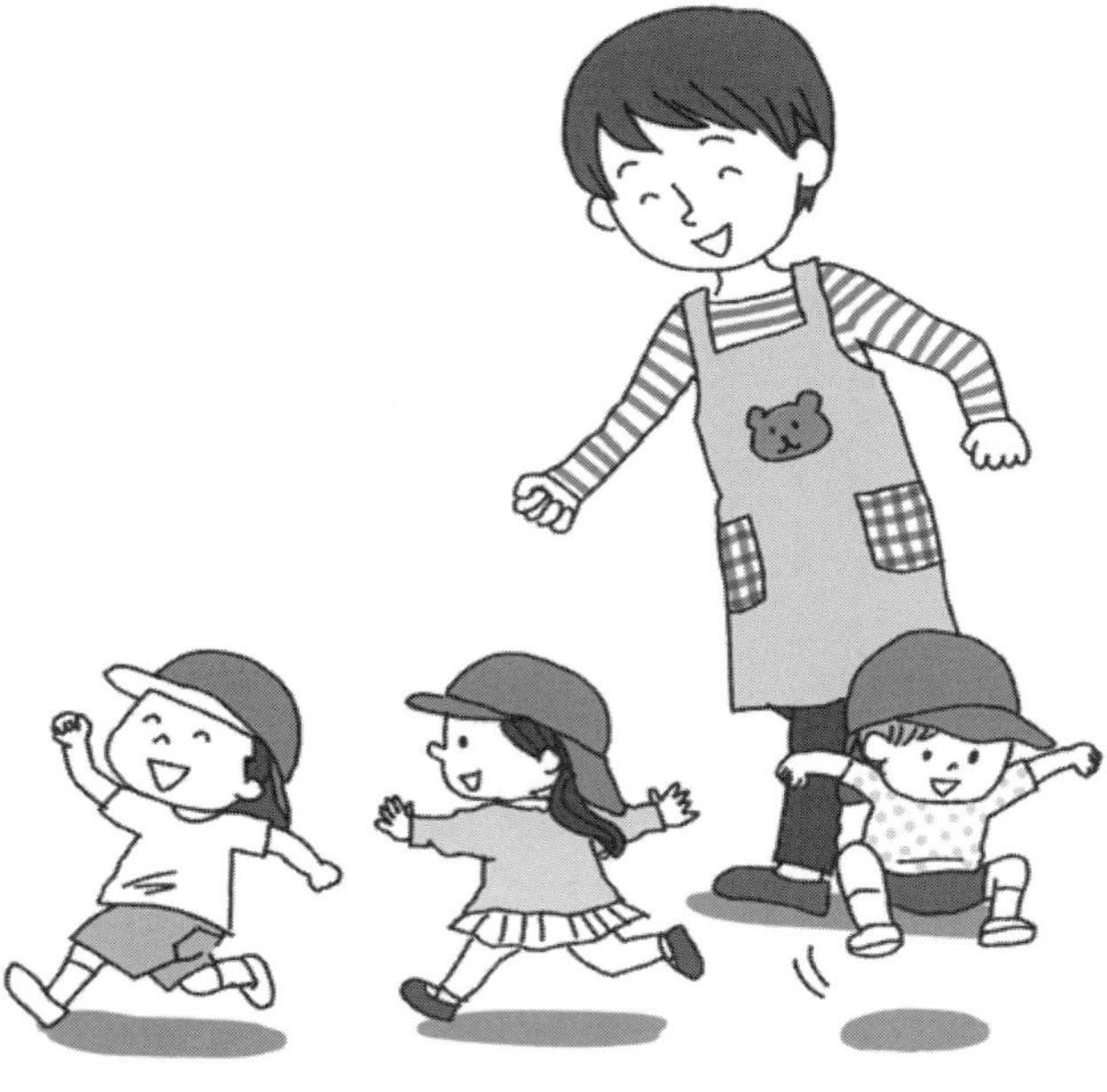

7章　おむつに頼りすぎない育児（おむつなし育児）で育児不安を解消！？

1．わが子に「おむつに頼りすぎない育児」を実践する医師・助産師・看護師・保健師・保育士・教師がふえています

現代の多くの親は、「○歳からおむつの外で排泄させていても、自分で歩いてトイレへ行くようになるのは、結局、三歳ごろで、トイレトレーニングの期間が長くなるだけ。そんな面倒なことをしなくても、三歳まではおむつの中で排泄させて、三歳過ぎてからトイレでの排泄を教える方が、トイレトレーニングの期間が短くなって楽で良いのでは？」と考えます。

しかし「おむつに頼りすぎない育児」の大切なポイントは、「トイレトレーニング」でもなければ、「いつおむつが外れるのか？」ということでもありません。

お世話する大人が、「大人の都合で仕方なくおむつを使うけれども、可能な範囲で、なる

べくおむつの外で自然な気持ち良い排泄をさせてあげたいな」と心を寄せることなのです。おむつの中で排泄するのは、大人だって気持ち悪くてイヤです。大人がされてイヤなことは、大切な赤ちゃんにもできればしたくない。でも、日本のような環境では、赤ちゃんにはおむつを着けてもらわないと、あちこち汚れて大変なことになる。だから、せめて排泄する時は、なるべくおむつを外して開放空間でさせてあげて、気持ち悪い思いをする回数を減らしてあげる、という、ただそれだけのことなのです。

そして今、日本では、一般的なトイレトレーニングのあり方に疑問を抱いて、「〇歳からの自然な排泄（おむつなし育児）」をわが子で実践する親が増えています。特に、助産師、看護師、保健師、保育士といった保健医療や保育の専門職の母親たちです。どうしてなのでしょうか？

保健医療や保育の専門職を養成する学校では、「〇歳～二歳の排泄のお世話」について

①赤ちゃんにはおむつを着ける（いつ排泄するかわからない垂れ流し状態だろうから）。

②おむつが汚れたら交換する。

③二歳くらいからおむつ外し（トイレトレーニング）を行う。

以外のことは、ほとんど何も教えられません。このため「〇歳～二歳」の間の赤ちゃんの排泄は、「おむつというブラックボックスに入れて、トイレトレーニングを開始する二歳くらいになるまでは、病気にでもならないかぎり、『おむつ交換』以上のことに注意を向ける必

要は特になし」として、お世話する大人が思考停止状態になってしまっているのです。だから、〇歳～一歳児の排泄の姿が本来どのようであるのかということについて、十分な知識を持つ人がほとんどいない。保育士養成校で学んだ私もその一人でした。

もちろん、保健医療や保育の専門職向けの教科書の中では、「オシッコは、月齢何か月で一回平均〇〇ccくらい、一日平均〇回くらい排泄する」といった基本的な情報は教えています。でも、そのような数値よりも、「赤ちゃんは垂れ流し状態なので、常におむつが必要」という印象の方が強い。実際には「垂れ流し」ということはなく、尿意も便意も感じているのですが、新生児期は回数が頻繁なのでわかりにくいのです。

しかし、わが子で「おむつに頼りすぎない育児（おむつなし育児）」を実践してみた保健医療や保育の専門職の母親たちは、赤ちゃん本来の自然な排泄を自分の目で確かめるという経験を通じて、教科書には書かれていなかった「赤ちゃんも本当は大人と同じようにおむつの外で排泄したがっている」「排泄したい時には様子が変わることもあるので、気をつけていると、大人が気づける時もあるようだ」「生後数か月になれば、おしっこやうんちをためて出すことが、少しずつできるようになる」「おむつをつけていると、その中で排泄することを学んでしまう」という事実に気づいていきます。

さらに実践を続けていると、「おむつに頼りすぎない育児」には、実は、単なる「排泄の

表 「おむつに頼りすぎない育児」のメリット

	メリット	理　由
子ども	排泄コントロール能力が自然に育ち、2歳前後にはおむつが不要になる可能性が高い。	0歳児のころから動物として自然な排泄（おむつの外での排泄）を行うために、子どもの排泄コントロール能力が自然に育つ。
	便秘や頻尿が改善することもある。	おむつの外という開放空間で、起き上がった姿勢でいきんで、一度にすっきり気持ち良く出せる。
	おむつかぶれが改善する。	おむつの中で排泄したままにされる時間が短い
	機嫌のよい時間が長くなる。	・オシッコやウンチが、一度にスッキリ出きっている。 ・性器周辺が清潔である時間が長い。 ・排泄の欲求に対応してもらえることで「自分は大切にされている」と精神的に満足している。
	おむつが早くとれることで腰回りが自由になり、体を活発に動かすことができ、運動能力が発達する。	子どもの足腰を束縛するおむつから、早く自由になるため。
	お昼寝を深く長く眠るようになる。	オシッコやウンチを一度にたくさん出すので、眠りが深くなる可能性がある。
	自分の健康（排泄）に関心を持つ。	親が子の排泄物にポジティブに関心を示して語りかけるため。
	子どもにとっても大人にとってもトイレトレーニングのストレスが減る。	0歳のころから自然な排泄を行うため排泄コントロール能力が自然に育つ。
お世話する大人	2歳前後で布パンツを使用できるようになり、世話が楽になる。	子どもの昼間のおむつが外れていないために、荷物が増えたり、行動が限られたりすることから解放される。
	おむつの使用量が減って、おむつ代が節約できる	昼間の紙おむつを3歳半頃に卒業した場合と、満2歳頃に卒業した場合では、紙おむつ代の総額の差は、5万円〜10万円ほどになる（月平均3,000〜6,000円とした場合）。
	おむつゴミが減って、身体的&精神的負担が減る。	毎日大量に出るおむつゴミから開放されることで、ゴミ捨ての身体的負担や、「こんなにゴミを出して環境に負荷をかけている」という精神的負担が減る。
	排泄に気持ちを向けることで赤ちゃんの身心の状態がわかりやすくなり、育児が楽しくなる。	子どもの自然な排泄の様子に気持ちを向けることで、子どもの他の欲求もよくわかるようになり、「私はこの子のことを理解できている」という自信が強まる。子どもへの理解が深まると、子どもとのコミュニーションがスムースになり、子育てがらくで楽しくなる。

＊三砂ちづる著『赤ちゃんにおむつはいらない』p.198「おむつなし育児からの10の発見」を参考に著者が作成。

お世話」を超えた様々なメリットがあることに気づいていきます。その結果、「もっと多くのお母さんやお父さんに伝えたい！」という気持ちになり、「おむつなし育児アドバイザー養成講座」を受講してより深く学んだり、おむつに頼りすぎない育児に関する講座や交流会を開いて積極的に紹介するようになっていく人が多いのです。

そんな、「おむつに頼りすぎない育児」をわが子で経験した保健医療や保育の専門職の間でよく言われる、「おむつに頼りすぎない育児」のメリットを前頁表1にまとめました。

2．子どもにとって「おむつに頼りすぎない育児」のメリット&デメリット

前頁表のとおり、おむつに頼りすぎない育児にはたくさんのメリットがあります。例えば、「おむつが比較的自然に外れる」「便秘になりにくい」「おむつかぶれが治る」という、排泄に直接かかわるメリットです。それだけでありません。「機嫌よくしている時間が長くなる」「足腰が活発に動かせて運動能力が発達する」「お昼寝を深く長くするようになる」という、排泄とは直接関係ない点でも、メリットを感じる親がとても多いのです。

★おむつが比較的自然に外れる

これは、「おむつに頼りすぎない育児」を実践した多くの母親が感じることです。理由は明

快です。生後数か月から、「なるべく開放空間で排泄する」「身体から排泄物が出るという生理現象を五感で認識する」という、動物として自然な排泄を経験できるためです。そのような経験をして育つと、子どもの中に本来備わっている「排泄コントロール能力」が自然に育っていくので、頑張って「トイレトレーニング」をしなくても、おむつ外れは自然に進むことが多いのです。

★便秘になりにくい

一二〇～一二三頁でも解説したとおり、赤ちゃんの便秘の多くは「直腸性便秘」といって、肛門のスグ上にある直腸で便が滞っている状態です。その原因の一つに、「便意をがまんしたことがきっかけでなる」があります。その「きっかけ」の一つに、「おむつの中でウンチをしたくないから」があるのです。ウンチしたそうな時におむつを外して、開放空間で、上半身が起き上がった姿勢でいきむと、一度にすっきり出せて、便秘が改善することもあります。

★おむつかぶれが治る

おむつかぶれの原因は、おむつによる蒸れや、おむつの中に排泄した尿や便が刺激となって起こります。ですから、いくら病院で処方されるクリームを塗っても、根本的には解決できません。解決のためには、おむつの中でなるべく排泄しないことが重要になります。

★機嫌のよい時間が長くなる

おむつに頼りすぎない育児によって、「赤ちゃんが機嫌よくしている時間が長くなる」と言う人がとても多いです。もちろん、まだまだ小さな赤ちゃんですから、泣いたり騒いだりすることは普通にあるのですが、欲求がはっきりしていて、無駄に泣かない子が多いのです。私もこの一〇年間で、そうした赤ちゃんを大勢目撃してきました。機嫌よくしている理由を赤ちゃんに聞けないので大人が想像するのですが、可能性のある理由として、「おしっこやうんちが、一度にスッキリ出きっているので、身体（内臓）が気持ち良い」「身体の敏感な部分である性器周辺が清潔である時間が長い」**「排泄の欲求に対応してもらえることで〝自分は大切にされている〟と精神的に満足している」**などが挙げられます。

★自分の身体（排泄）に関心を持つ

お世話する大人が赤ちゃんの排泄に関心を持って丁寧に対応することで、子どもも自分の排泄物の状態を通じて、自分のからだに関心を持つようになります。

★足腰が活発に動かせて運動能力が発達する

おむつに頼りすぎない育児をしていると、大人はだんだん、「可能な範囲で、なるべくおむつを外して過ごさせてあげたいな」という気持ちになっていきます。その結果、赤ちゃんは、足腰を拘束していたおむつから開放されて、布パンツや下半身裸というスリムな格好で、足腰を活発に動かせる時間が増えます。すると寝返りやハイハイや歩行などの動きがよりやりやすくなり、運動能力もより発達していきます。

★お昼寝時に深く長く眠るようになる

家庭で自分の子どもだけを見ていると分かりづらいのですが、おむつに頼りすぎない育児を実践する保育園で集団で子どもを見ている保育士さんなどが、「このやり方を導入して以来、子どもたちが、お昼寝を深く長くするようになった」と指摘することがあります。理由は厳密には解明されていませんが、可能性のある理由として「おしっこやうんちを一度にたくさん出すようになるため、内臓がすっきりして眠りが深くなる」が挙げられています。

★デメリットは?

おむつに頼りすぎないことによる、子どもへのデメリットは、今のところ、特に報告されていません。私は、「ほとんど無い」のではないかと推察します。なぜなら、「おむつに頼りすぎない育児」は、トレーニングではなく、人間の赤ちゃんの自然な排泄そのものを大切にすることだからです。

3. 親にとっての「おむつに頼りすぎない育児」のメリット・デメリット

二二〇頁の表のとおり、親にとってのメリットもたくさん挙げられています。例えば、「トイレトレーニングのストレスが軽減する」「二歳前後で布パンツを使用できるようになり、おむつ交換のストレスから開放される」「おむつ使用量が減って、おむつ代が節約できる」「おむつゴミ捨ての身体的&精神的負担が減る」です。そして、親のメリットとして何よりも注目したい事実が、「排泄に気持ちを向けるようになったことで、排泄以外の赤ちゃんの身心の状態がよりわかるようになり、以前よりも、子どもが可愛く、育児が楽しくなったと言う母親がとても多い」ということです。

★トイレトレーニングのストレスが軽減する

子どもにとってのメリットのところでも解説したとおり、〇歳の頃から動物として自然な排泄を経験していると、本来、子どもに備わっている排泄コントロール能力が自然に育っていきます。その結果、大人が必死になって「トレーニング」を行わなくても、子どもは比較的自然に、トイレやオマルで排泄してくれるようになるので、「トイレトレーニングのために親子で辛い思いをした」ということが減っていくケースが多いです。

★二歳前後でおむつ交換や荷物のストレスから開放される

子どもはおむつが嫌いです。だから、寝返りをうつなどして動けるようになると、おむつ交換の際に、おむつを着用することに激しく抵抗して、大人はストレスを感じることも少なくありません。子どもの昼間のおむつが外れていないと、外出などの際に、親は大量のおむつを持って移動しなければならず、また、おむつを着けていると行けない場所などもあり、行動が制限されることがあります。さらに、おむつが外れていないと、地震等の大きな災害時に大量のおむつを持って避難しなければなりません。おむつに頼りすぎない育児を通じて、おむつが二歳前後で外れることで、こうしたおむつがらみのストレスから開放されます。

★おむつの使用量が減って、おむつ代を節約できる

「〇歳からの自然な排泄」を通じて、二歳前後でおむつが必要なくなると、おむつ代が節約できます。各家庭において、おむつをどのように使用するかにもよりますが、一般的なおむつ代として、乳幼児のいる各家庭では月平均三〇〇〇円～六〇〇〇円使っているといわれます。この額を基準に、満二歳頃で昼間のおむつが不要になった場合と、三歳半くらいまで使用していた場合を比較すると、総額で五万円～一〇万円の差が生まれます。

★おむつゴミが減って、身体的&精神的負担が減る

毎日大量に出るおむつゴミを、ゴミ回収の日まで狭い家の中に置いておくことはストレスですし、大量のおむつゴミを捨てに行くことも身体的な負担です。さらに、「大量のおむつゴミを出し続けて環境に悪い影響を与えている……」という精神的なストレスもあります。おむつに頼りすぎない育児によって、紙おむつの使用量が減ることで、こうした身体的&精神的ストレスが軽減されます。

★排泄に気持ちを向けることで、赤ちゃんの身心の状態がわかりやすく、育児がらくで楽しくなる

おむつに頼りすぎない育児の普及活動をしてきた中で、多くの母親が指摘した事実が「子どもの排泄に心を寄せることで、子どもの健康状態や心の状態が以前よりもよくわかるようになった。その結果、まだ言葉が話せない〇歳～一歳の子どもとの意思疎通が以前よりもよくできるようになった。そして、より楽な気持ちで、子育てができるようになった。子どものことをより可愛いと思えるようになった」というものです。おそらく、子どもの自然な排泄の様子に気持ちを向けているうちに、「わが子をこう育てなければ」という、「母親の思い」を軸とした、窮屈で強迫的な子育て観から解放されて、「目の前の子どもがどう育っているのかをまず知ろう。そこに子育ての答がある」という、「わが子の育ちの姿」を軸にした、より自由で柔軟な子育て観が母親の中で醸成されるのではないかと思われます。その結果、母親の気持ちに余裕が生まれ、「子育てが楽で楽しくなった」「子どもを可愛いと思えるようになった」と感じるようになっていくのではないでしょうか。

乳幼児の子育て支援の現場に寄せられる悩みで多いのが、以下の三つだと言われています。

①子どもに対してついイライラして感情的に怒ってしまう。
②子育てが楽しくない／子どもが可愛いと思えない。
③トイレトレーニングがすすまない。

特に、③のトイレトレーニングが上手く進まないことがきっかけで、結果として、①や②のような状態になって悩む母親は、実はとても多いのです。1章で紹介した石川舞子さんのような辛い経験を経て、「おむつに頼りすぎない育児」にたどり着くお母さんは少なくありません。

とても興味深いことに、本書の ***Part* I.** でもご紹介した、一九九〇年代におむつに頼りすぎない育児（トイレット・コミュニケーション）の研究を行った、ソニー創業者の井深大氏も、著書『井深大の胎児は天才だ』（幼児開発協会）の中で、全く同じことを書いています。

……しかしながら、ここで断っておきたいのは、トイレット・コミュニケーションは実は、オムツだけに限られた問題ではないということです。大切なのは、オムツのトレーニングをやっている間に、赤ちゃんとお母さんとのコミュニケーション、つまり心と心の交流がたいへん見事に出来上がるという、貴重な事実なのです。

赤ちゃんとお母さんを一心同体に結ぶためにこれほど有効な方法はないと思います。お母さんが赤ちゃんに対して至れり尽くせりの気配りをする。そのお母さんの気配りに応えて赤ちゃんはいろいろなサインを送ろうとします。赤ちゃんとお母さんとの間には言葉は要りません。

こうしていると赤ちゃんが言葉を知る前に母と子の意思の疎通がかなりのところまで

進むことが分かります。お母さんの肌と赤ちゃんの肌を通して心と心が通じる。そういう雰囲気を環境としてこしらえるということが、たいへん重要なことではないかと思うのです。（三〇〜三一頁）

つまり、おむつに頼りすぎない排泄ケアを行うことで、「トイレトレーニングがすすまない」という問題を改善できるだけでなく、子育て中の親の中で最も多い悩みである「子どもに対してついイライラして感情的に怒ってしまう」「子育てが楽しくない／子どもが可愛いと思えない」という問題が減っていくのです。もちろん、おむつに頼りすぎない育児によって「子どもにイライラしてしまう」ことがゼロになるわけではありません。でも、減っていくことは間違いないようです。だからこそ、「おむつに頼りすぎない育児」をわが子に実践したり、他の人に積極的に伝えたりする保健医療や保育の専門職が、今、日本中にじわじわと増えているのではないでしょうか。

●大人にとってのデメリット

大人の立場から見ると、「〇歳からの自然な排泄」を実践すると、以下次頁の表のようなことを「大変だ（デメリット）」と感じる人もいるようです。

表　大人にとってのデメリット

大変な点	理由
短期的に見ると、紙おむつの中だけで排泄させるよりも手間がかかる	紙おむつだとつけっぱなしにしておいても漏れないので、安心していられるが、「おむつに頼りすぎない育児」だと、子どもの排泄に気持ちを向けている必要があるので、面倒臭いと感じることもある。
排泄したそうな時がよくわかってくるので、それに振り回されることもある	例えば、自動車等に乗っていて、子どもが明らかに排泄したそうなそぶりを見せた時に、「早くどこかで車を停めなきゃ」と、ちょっと焦る。
洗濯物が増えることもある	おむつに頼りすぎない育児をしていると、一歳前ごろから、排尿間隔がけっこうあいてくるので、布パンツにする場合もある。でも、まだ排泄が完全には自立していないので、おもらしもよくあるから。
人に預ける時に「ちょっと困る」と感じる	「おむつに頼りすぎない育児」を知らない人に預ける時に、子どもが混乱しないかな……と少し心配になる。
一歳前後の、少し片言が話せるころになると、排泄したい時以外にも、「チッチ」と言って、親を振り回すことがある	○歳のころからおむつに頼りすぎない育児を実践していると、子ども側に「親は自分の排泄に対して真剣に対応してくれる」という信頼感が築かれる。そのため、オシッコではなく、単に親の注意を引きたい時などに、「チッチ」を乱用する

4.「おむつに頼りすぎない育児」で育児不安を解消！

今、日本では、子育ての悩みを訴える親が増えており、それが虐待にもつながる危険性があるため、親の育児不安を軽減するための様々な研究や取り組みが行われています。その一つとして、二〇〇五年～二〇〇六年にかけて、首都圏に住む乳幼児を持つ夫婦のメンタルヘルスについて行われた調査[1]では、回答した母親の約五〇％、父親の約四〇％のメンタルヘルスが良くない状態にあるという結果が示されました。特に、母親の子どもに対する関わり方が、「子どもをコントロールしようとするかかわり方」であるほど、母親のメンタルヘルスにネガティブに影響することが明らかになっています。その理由として、「……乳幼児期という特徴も少なからず影響していると考える。特に幼児期は生活習慣を身につけるという発達課題をもっていることや、言語が未発達のため、親の意図が伝わりにくいなどのことから、しつけなくてはならない親の役割意識が強く影響しているものと考える」としています。

「おむつに頼りすぎない育児」を実践した母親たちが指摘する、様々なメリットをあらためて見直してみると、確かに、「子どもをコントロールする／トレーニングする」かかわり方ではなくて、「子どもの自然な様子（排泄）に寄り添う」かかわり方の方が、母親は育児不安を感じにくいように思われます。そのため私は、おむつに頼りすぎない育児というアプローチに、母親の育児不安の解消に貢献できる大きな可能性を感じるのです。乳幼児期にしつけたい生活習慣の中の最も大きな課題の一つであり、それ故に、母親のストレスの大きな原因となっている「排泄の自立」にあたって、大人が子どもをコントロールする〝トレーニング〟という親主体のアプローチではなく、〝子どもの自然な排泄に寄り添う〟という本当の意味での子ども主体のアプローチを選択するということです。それによって、強制的な「しつけ」の必要性が減り、言葉の未発達な乳幼児との意思疎通がよくなれば、「子どもをコントロールしなくては」という育児不安も軽減され、結果として母親のメンタルヘルスの状態もより良くなっていくのではないでしょうか。

実はそれは、私だけでなく、「おむつに頼りすぎない育児」をわが子で実践した母親、特に助産師、保健師、看護師、保育士などの専門職の母親たちも強く感じていることなのです。そんな母親たちが各地でおむつなし育児アドバイザーとして講座や交流会を開催して、「おむつに頼りすぎない育児」の普及活動を行っている真の目的は、表面的な「おむつ外し」よりも、「母親の育児不安の解消」にあることが多いのです。

◉註

1．及川裕子・久保恭子・後藤恭一「乳幼児を持つ親のメンタルヘルスと関連要因」『園田学園女子大学論文集』第四八号、二〇一四年一月。

voice 堤 恵子さん・元幼稚園教諭 三五歳／長女四歳

◎幼稚園教諭として七年勤務。現在は育児や家事の傍ら、子育て支援サークルを主催。

●布ナプキン→布おむつ→おむつなし育児

若いころから生理痛がひどくて辛い思いをしてきた私は、布ナプキンで生理痛が軽くなった経験から、「自分の子どもが生まれたら、布おむつを使いたいな」となんとなく思っていました。そして長女の生後一か月くらいから、布おむつをスタート。

生後三か月ころに友達に誘われて行った「布おむつ＆おむつなし育児まつり」というイベントで、初めて「おむつなし育児」を知って、びっくり！「生後間もない赤ちゃんがオマルで排泄って、そんなのホントにできるのかなぁ」と半信半疑でした。でも、イベント会場に来ていた布おむつ会社の人の、「布おむつを使っているなら、おむつなし育児も一緒にやったら、すごく楽だよ」という一言に背中を押されて、やってみることに。

早速、ホーローオマルをネットで注文して、翌日届いて、娘のおむつを外して、オマルに〈ささげて〉みたら、「シャーっ！」とオシッコをしたんです！ 私はもう、「わー出たよ！ホントだったよ！」という感じで嬉しくて、それからは頻繁にオマルに乗せていました。

特に生後三か月～六か月の間は、「オマルに乗せると出る」という状態で、もう楽しくて。

●自然な排泄をしていたら、一歳三か月で家でのおもらしはほとんどナシに

でも、ハイハイやつかまり立ちなど、自分で動けるようになってからは、オマルに座らせるようにしたらのけぞってイヤがるようになっちゃって。私はがっかりして「もう、オマルはやめちゃおうかな……」という気持ちになっていました。ところが、夫がやったら「すんなり座って、オシッコでたよ」。「大人が〝座らせよう、座らせよう〟という気持ちでやったら、座らないよ」と言うのです。私もやり方を少し工夫して、娘を私のひざに乗せて、おしりにオマルをあてて、わらべ歌を歌いながらとか、娘が好きな絵本を読みながらとか、遊びながらすると、抵抗しないで座ってくれることもありました。まあでも、その時の私は、「とにかくオマルに座ってほしい」の気持ちが強かったですね。

生後八～九か月ころにつかまり立ちできると、娘は立って排泄したがりました。普段は布おむつを着けていて、私が「出そうだな」と感じた時におむつを外して、娘の足元に容器を置いてオシッコやウンチをキャッチしたりしました。そのころは暑い夏の季節で、おむつを着けていると暑苦しそうで可哀そうで。だから私は「もう、おむつは外しちゃおうか！」という気持ちになり、家では全裸で過ごさせる日もありました。何も着ていないと、娘は明らかに気持ちよさそうに身体を動かすし、オシッコが床に出てもスグに拭いてあげられるし。身体から出たばかりのオシッコは無菌だと言われているし。

一歳になる前から、家では裸で自然な排泄をしていると、溜めて一度に出すようになり、排尿間隔があいていきました。そのころ、東京都葛飾区の「ぱんつっこの森」という名前のおむつなし育児交流会に参加して、「布パンツで過ごす」という体験をさせてもらい、「一歳前でも布パンツでいけるんだ！」とわかり、生後九か月からは布パンツに。家で裸でいて、ウンチが床に落ちちゃうと大変だけど、布パンツをはいていれば、パンツがウンチをキャッチしてくれる。オマルは相変わらず拒否していました（笑）。

生後一〇か月ころには、私がトイレに行く時に娘も一緒についてくることが増えました。私が排泄する姿を観察しているんです。そこで、幼児用のトイレ補助便座を購入して、座らせてみると、素直に座ってくれることも出てきました。

満一歳になったころからは、布パンツと共に、「おむつカバーは着けず、布おむつだけをおむつバンドでとめる」という「ふんどしスタイル」もよくさせていました。ふんどしスタイルだと、ウンチをするとその重みで布おむつが少し垂れ下がる感じになるので、ウンチがおしりにべっちょりつかなくて、娘の身体も汚れなくて。

オマルは長い間使われないで、部屋の片隅に放置されていました。でも娘が歩けるようになったころ、おむつを着けないでいたら、私が見ていない時に自分で歩いて行ってオマルに座ってオシッコをするようになったんです！　一歳二か月～三か月のころでした。

ウンチはしばらくの間は、「立ちウンチ」が続いていました。でも、オマルで自分でオシッコができるようになった一歳過ぎころ、夫がオマルを座卓の前に置いて、座卓の端をつかんでオマルに座れるような状態にしておいたら、娘は座卓の端をつかみながら自分の姿勢を支えて、オマルに座ってウンチをしたんです！　すごく嬉しかったですね。悔しいけれど、またもや夫の功績（笑）。娘はその体験以来、ウンチもオマルに座ったり、トイレでしたりということが増えて、一歳三か月過ぎからはオシッコもウンチもおもらしはほとんどなくなっていきました。

外出する時は、私もまだ不安だったので、布おむつを着けていたのですが、夫から「三〇分くらい布パンツで外を散歩してきたけど、大丈夫だったよ」と報告。またもや夫に先を越された！　それ以来、外出時も少しずつ、布パンツで過ごす時間を伸ばしていきました。娘も外出時の方が、オシッコを溜められる時間が伸びるのです。

●夜のおむつ外しはちょっと苦戦——頑張りすぎないことが大切

夜のおむつ外しは苦戦しました。娘は新生児のころからすごくよく寝る子で、おっぱいで夜間に起きるのも一回か二回。私も熟睡していたので、娘がおむつの中にオシッコをしていても気づけないことが多くて。生後半年ころからは、夜間、泣いて起きることが増えました。その時に私が、「オシッコしたいのかな？」と思って、オマルに座らせようとしても、娘は眠すぎてギャーギャー泣いて。仕方なくオマルから降ろして、布団の上に寝かせて落ちつくとオシッコが出る、という状態。これでは、私自身がしんどくなっちゃうと思い、夜はおむつの中にしてもらって、出たら取り替える方法に変えました。

一歳三か月ころの、昼間のおむつがほとんど不要になってきたころ、夜もそれまでは二~三回出ていたのが、一回だけという感じになってきました。そして夜は出る時間帯がだいたいわかってきたので、出そうな時に、トイレやオマルに乗せるようになりました。○歳のころは、夜、オマルでさせようとした際に、娘を完全に起こしてしまわないようにと思って静かにやっていたのですが、一歳過ぎてからは、逆に夜中であっても、ちゃんと話しかけてあげる方がよさそうな気がして、「トイレに行こうか~」と話しかけながら連れていき、オシッコが出たら、「気持ちよかったね」と伝えました。

夜のおもらしは、昼間のおもらしよりも長く続いて、防水シーツを敷いたりして対応しました。でも、娘は夜中にゴロゴロ転がっていって、私と夫と両方の布団を濡らされたりすることもたびたびあって（笑）。今にして思うのですが、夜のオシッコについては、私も神経質になりすぎていたかもしれません。「おもらししないでほしい」という思いが強かったので、イライラしていて、それが娘に伝わっていたんじゃないかな。

そのころからすでに、私は、おむつなし育児の交流会や講座なんかを自分で主催していたのですが、「夜はどうしたらいいですか?」と質問されるとちょっと困って、葛藤していましたね。でも少しずつ、「昼間のおむつ外しと一緒で、自分が楽しくできないのに頑張るというのは、なんかちょっと違うな」と思うようになっていきました。娘は夜におむつを着けて寝るのはイヤだと言い、私もその日の体調で、夜トイレに連れていける時と行けない時がある。で、連れていけなくて布団で漏らされた時に、私は「わ〜出ちゃった〜！」とネガティブにとらえてしまう。そういう気持ちになってしまうのがよくないのかなと思い、気持ちを切り替えて、「防水シーツが濡れたら濡れたで、洗えば済むこと。それが永遠に続くわけじゃないし、まあいいか」と思うようにしていったのです。すると、少しずつ、気持ちが楽になっていきました。夜の方は、満三歳を過ぎた夏くらいに、ようやく出ない日が続くようになりました。ただ、「昼間、遊び過ぎて、すごく疲れて、夜起きられない」みたいな日は、出ちゃうこともありますけどね（笑）。

●おむつなし育児を通じて学んだこと

おむつなし育児を通じて娘の排泄に寄り添ったことで、赤ちゃんは大人の思いをよく理解していて、赤ちゃんの方にも「こうしたい」という意思がちゃんとあることを学びました。赤ちゃんの目線で気持ちを理解して対応していくと、お世話する大人の気持ちも楽になっていくのです。**大切なことは赤ちゃんが教えてくれるんだ**とわかっていく。

それから私は、おむつなし育児を通じて、「**子どもの成長を待つ**」という子育ての力を、すごく鍛えてもらった気がします。例えば、オマルに座るのを拒否されたり、夜の布団に漏らされたりが続くと、「この状況は、いつ終わるんだろうか？」という不安で一杯になりがちです。でも赤ちゃんを信じて、赤ちゃんの「本当はこうしたい」という気持ちに寄り添って対応して、そして「待つ」ことをしていれば、状況は成長と共に良い方向へと変わっていくんです。今では娘の成長や変化を楽しみに待てるようになりました。

今の時代は、「なるべく手抜きをする育児」「なるべく楽にやる育児」が良いと言われます。そういう視点から見ると、「おむつなし育児」は手のかかる育児かもしれません。でも、子どもにすごく手をかけるというのは、生後二年間くらいのこの時期だけ。三歳ころになって幼稚園等に入ると、子どもは親から離れて自分の世界を作っていく。その前の**最初の二年間くらいを丁寧に関わることで、その後の子育てって、実はすごくらくで楽しくなっていくことを実感しました。**

もう一つ、おむつなし育児に出会ってよかったことは、今もおむつをあまり使わないで子育てをしている、「カオハガン島」に出会えたことです。娘が満二歳なった良いタイミングで、私は娘と二人で島へ行くことができました。日本以外の国や地域の子育てを知る機会を得られて本当によかったです。私が日本でマンションの高層階に住んで子育てしていたころは、家の中に娘と二人でいるのがなんとなく息苦しかったのですが、カオハガン島へ行ってみて、その理由がわかりました。自分が本当にしたい子育てや生き方と、今の自分の状況がすごく違っていたからだったのです。島へ行って以来、「自分がしたい子育てや生き方を、素直に目指していけばいいんだ」と、さらっと思えるようになりました。カオハガン島の男性と結婚して島で暮らしている二人の日本人女性の、自分の気持ちに素直な自由な生き方からも、「自分がその生き方がいいと思えば、そのように生きていいんだ」という勇気をもらいました。

まもなく四歳になる娘は、家に小さい赤ちゃんが遊びに来ると、頼まれなくてもオマルを持ってきてくれたり、同年代の友達が床でオシッコをしたときも、雑巾で拭いている私の横で「着替えようね～」とサッと着替えを手伝ってくれたりします。自分の**排泄を大人に受け入れてもらう経験をした子どもは、ほかの人の排泄も受け入れてあげられる**のだと実感しています。私自身も我が子の排泄に限らず、どの子どもの排泄も「すっきり出て気持ちよかったね！」と受け止められるようになりました。

このおむつなし育児を通じて、育児で悩んだり困ったりしたら、周囲に素直に助けを求めていけばいいんだということも学びました。そして悩みごとを気軽に話せる仲間を作ろうと、子育てサークルを立ち上げました。おむつなし育児にしても、「やってみたけど、上手くできない」のような状態が続いてしまうと苦しくなっちゃうのですが、私は相談できる人が周囲にいてすごく助けられたので。子育て中の親同士が、わが子以外の子どもの排泄を温かく受け止めてあげられる関係は本当に気持ちよくて、心から信頼できる仲間になっています。

思えば、娘が生後間もないころにおむつなし育児と出会い、おむつに頼りすぎることをやめてから、自分の考え方や生き方がどんどん自由になって、どんどん世界が広がりました。

Part 4

排泄と人間の尊厳

生涯にわたる"気持ち良い排泄"と子どもの未来を考える

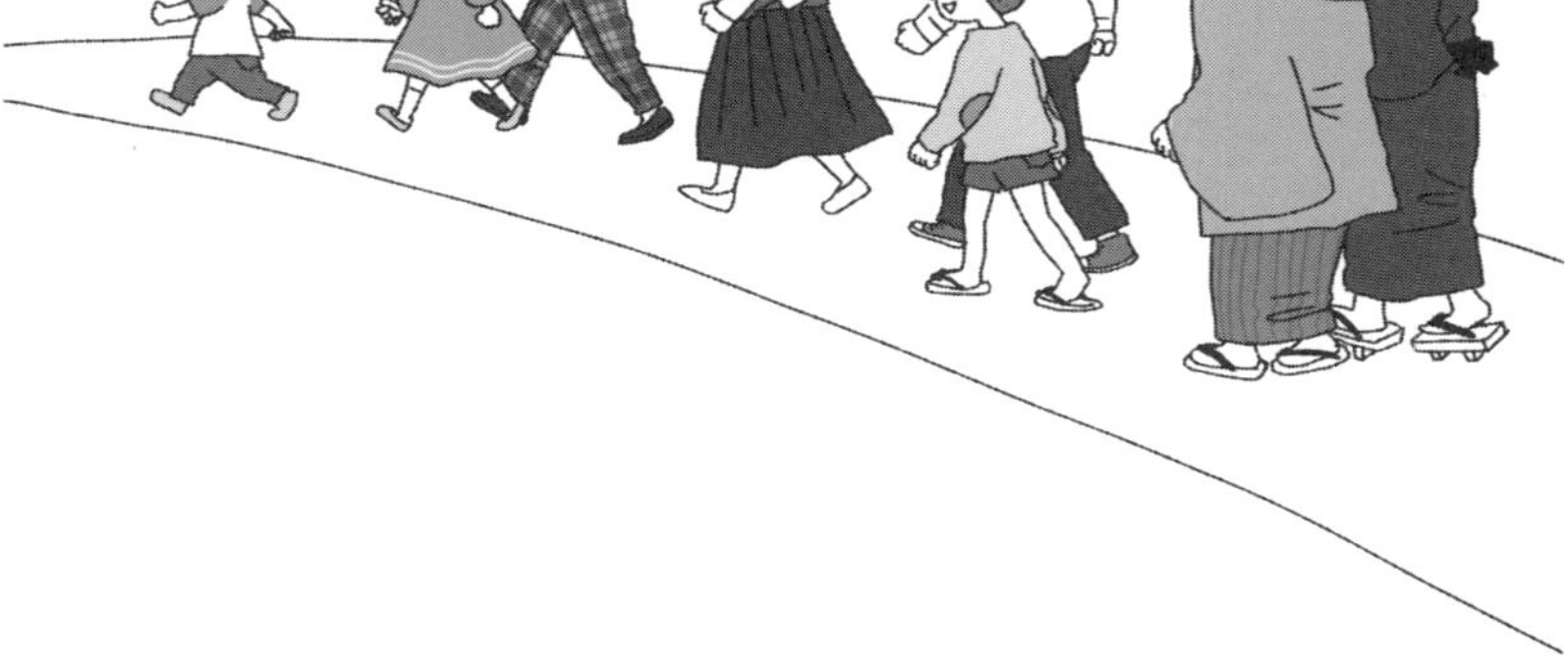

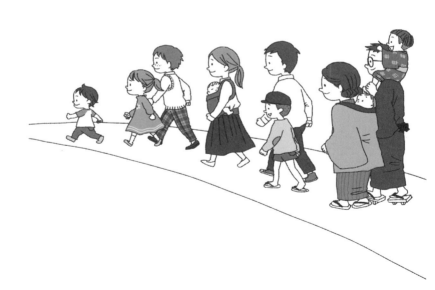

8章　高齢者の排泄、赤ちゃんの排泄、そして赤ちゃんの未来

1. 高齢者介護分野でのおむつ外し運動

実は高齢者介護の分野でも、「おむつを当たり前にしない」という、排泄ケアの見直しが進んでいます。できるだけトイレやポータブルトイレで排泄してもらおうという考えです。特別養護老人ホームのような、要介護度が高くて、認知症の症状もある高齢者が多い施設では、通常は一〇〇%紙おむつに頼っていることが多い。そのような高齢者施設において、おむつ外しに取り組むところが、少しずつですが増えているようです。

そこで、三砂ちづる氏による「おむつなし育児研究チーム」は、高齢者の排泄やおむつ外しについても調査[1]を行いました。私も研究チームメンバーの一人として調査に参加しました。その結果、二四五頁の表のとおり、排泄したそうなタイミングやしぐさ、おむつを外した後

の本人の変化、お世話する人の変化に、赤ちゃんと高齢者の間で多くの共通点があることが明らかになりました。また、高齢者であっても、完全な下半身マヒでなければ、たとえ認知症などがあっても、尿意や便意という感覚は死ぬまでなくならないということもわかってきました。尿意や便意の感覚や、「おむつの中で排泄したら気持ち悪い」と感じる感覚は、器質的にはなくなってはいないのに、介護する側の都合でおむつを着けてしまう結果、お年寄りみずからが、心理的に感じないようにしてしまうのだそうです。よく、「高齢者におむつを着けると、ボケが一気に進む」と言われますが、あれはボケが進んだのではなくて、お年寄りみずからが、自分の感覚を心理的に麻痺させてしまう結果、起こっていたことのようです。それを知った時、私は深いショックを受けました。

2. おむつ外しと高齢者の変化

次頁表のとおり、おむつの外で排泄することで起こる高齢者の変化と赤ちゃんの変化には共通する点が多くみられます。おむつに排泄していた高齢者が、再びおむつの外で排泄できるようになると、表情が生き生きしてきたり、寝たきりだった人が再び起きて生活できるようになったり、認知症の問題行動が減ったりなどの変化が現れるそうです。生まれた時から

表　おむつの外での排泄前後に起こる、赤ちゃんと高齢者の変化

	赤ちゃん	高齢者
排泄のタイミング	・寝起き ・授乳中＆後 ・外出から戻った時 ・おんぶ抱っこから降ろされた時 ・おむつを外した時	・寝起き ・食後 ・外出から戻った時
排泄前のしぐさ	・泣く（新生児期） ・様子が変わる（力を入れる、表情が固まる） ・抱っこおんぶされていてのけぞる	・怒りっぽくなる ・落ち着かない ・うろうろする（徘徊） ・おしりをもぞもぞさせる ・「帰りたい」等言う
おむつの外での排泄を続けることでおきる、本人の変化	・機嫌が良い時間が長くなる ・眠りが深くなる（昼寝時） ・便秘や頻尿が改善 ・おむつかぶれ改善 ・仕草や片言で排泄欲求を伝えるようになる	・機嫌が良い時間が長くなる ・認知症の問題行動が減る ・便秘や頻尿が改善 ・おむつかぶれ改善 ・仕草や言葉で排泄欲求を伝えるようになる
お世話する人の変化	・排泄のタイミングがなんとなくわかる ・育児に自信がつく（赤ちゃんの心身の状態が前よりもわかる） ・排泄ケアが楽になる（特にウンチの後始末）	・排泄のタイミングがなんとなくわかる ・介護に自信がつく（高齢者の心身の状態が前よりもわかる） ・排泄ケアが楽になる（特にウンチの後始末）

なるべくおむつの外で排泄している赤ちゃんの場合も、機嫌よくしている時間が長くなる傾向にあります。赤ちゃんも高齢者も「機嫌が悪い」の原因の一つが、「気持ちよい排泄をしたい（したいのにできない）」という訴えだったのかもしれません。おむつの中で排泄していた高齢者が久しぶりにトイレで排泄できた時に、ニコニコして「本日は晴天なり！」と叫んだとか、「久しぶりにオシッコの音を聞いた……」と涙ぐんだというエピソードも聞かれました。気持ち良い排泄が、私たちの心身にどれほど大きな影響を及ぼしているかということが、あらためてよくわかりました。

トイレやポータブルトイレといった開放空間での気持ち良い排泄や、おしっこをある程度溜めて出すという感覚を取り戻すことができると、高齢者の身体や精神に良い変化が現れて、とても元気になっていく。排泄をコントロールする感覚が再び機能することによって、他の感覚もより健全に機能するようになるということではないでしょうか。

このことを子どもに置き換えると、本来は二歳前後でかなり機能するようになるはずの排泄中枢が、それくらいの年齢になっても適切に機能しない（おしっこがコントロールできない）ということは、他の心身の発達にもネガティブな影響を及ぼしているのでは……と、心配になってしまいます。

また高齢者の場合も、再びおむつの外で排泄できるようになることで、便秘や頻尿やおむつかぶれといった症状も改善されることが多いそうです。これも、赤ちゃんと全く同じです。

3. コミュニケーション

赤ちゃんのお世話をする大人が、排泄のサインやタイミングを読み取っておむつの外で気持ち良い排泄をさせてあげようと心を寄せると、赤ちゃんにもそれが伝わって、赤ちゃんの方からも様々な方法でコミュニケーションをとるようになります。これは、高齢者も同じ。調査を実施した特別養護老人ホームの高齢者には、ほぼ全員、認知症の症状がありましたが、そんな高齢者のおむつをはずしてみたら、自分から「トイレに行きたい」と知らせてくれる人が出てきたそうです。また、言葉が話せなくなっている高齢者も、伝えればトイレで排泄させてもらえるということが理解できると、お腹をポンポン叩いたりして、その人なりのサインで介護職員に知らせようとすることもあるそうです。

4．高齢者をお世話する人の変化

おむつなし育児を実践すると、赤ちゃんだけでなく、お世話する大人の側にも大きな変化が起こります。お世話する大人が排泄に心を寄せると、「赤ちゃんのことをちゃんと見る」ことにつながって、結果として子どものことが前よりもよくわかるようになり、育児や保育に自信がつくということです。高齢者介護でのおむつ外しの現場でも、排泄に寄り添うことで、介護職員の間で同じような変化が起こることがわかりました。

ほうこく★介護現場で進む「排泄ケア」見直し（信濃毎日新聞　二〇一四年四月二二日）

◎特養の取り組みで効果

四年前から入居者の「おむつゼロ」に取り組んでいる特別養護老人ホームがある。東京都目黒区の「駒場苑」。取り組み当初は入居者ほぼ全員がおむつだったが、現在は五五人のうち日中もおむつをしているのは五人だけだ。

入居者の平均年齢は八〇歳を超え、ほぼ全員に認知症の症状があるが「訴えることが難しい場合でも、実は尿意や便意は残っていることが多い」と施設長の中村浩士さん。

おむつ外しを進めるにあたり、駒場苑内では、まず職員が情報を共有する「排泄委員会」を組織。座っていられる人や尿意・便意を訴えられそうな人を優先に、毎月一人ずつを、食後に建物のトイレか、ベッド脇のポータブルトイレに誘導してみた。すると、すぐに排泄することができ、日中は布パンツだけで過ごせる人が続出したという。

主任の板野悠己さんは「当初は職員の負担が増えるのではないかと思って一人ずつ進めたが、やってみたらうまくいくのでどんどん人数を増やした。おむつ交換が必要ない分、職員の負担はむしろ減った」と振り返る。おむつ外しが進むにつれて、認知症のせいだと思われてきた徘徊や暴言などの問題行動も目に見えて減ったという。

便秘が問題行動の原因になりやすいことはよく指摘されるが、「その便秘の原因がおむつであることが、外してみてよく分かった」と板野さん。「夜中におむつで排泄するのがいやだから水分を控える、それがまた便秘につながる、という悪循環だった。トイレに座れば腹圧もかけやすいし、重力も働くので便が出やすくなり、下剤の使用が減りました」。

現在は「排泄パターン表」を作って排泄時間や回数、尿取りパッドの種類を把握。トイレまで移動するのが難しい人は、ベッド脇のポータブルトイレも使いながら、一人一人に合わせた排泄ケアを行っている。

中村さんは言う。「『年をとったらおむつが当たり前』という思い込みは、社会がつくったもの。自分だったらどうしてほしいかを考えれば、必要な排泄ケアはおのずと見えてきます」。

◎人間の尊厳を守る

「生活とリハビリ研究所」（神奈川県）代表で、各地で排泄セミナーを開催している三好春樹さん[2]は、「おむつ交換による〝後始末〟ではなく、生理学に基づく排泄ケアをしてほしい」と訴える。

三好さんによると、高齢者の便秘は「寝たきりでおむつ」という生活習慣が原因の場合がほとんど。繊維性食品の摂取や腹部マッサージは効果がないことが多く、おむつを外すことが便秘を解消する一番の近道、という。

まずは朝食後に必ずトイレに座ってもらうことが、おむつ外しの第一歩。「もし排泄ができたら、一緒に喜んでくださいね」と三好さん。トイレでできるようになってきたら、「排泄最優先」の考え方が大切。高齢者が便意や尿意を訴えた場合は、何よりも優先してトイレに連れて行く。「排泄ケアは人間の尊厳を守る介護の基本。高齢者が心地よく過ごすために、リハビリやレクリエーションよりも優先して取り組むべきです」と話している。

赤ちゃんの排泄を一〇年研究してきた私も三好さんと全く同じ意見です。排泄ケアは人間の尊厳を守る子育てや保育の基本。赤ちゃんが心地よく過ごすために、歌や遊びよりも優先して取りくむべきだと思います。下半身におしっこやウンチをくっつけたまま、歌や遊びを楽しむなんて、私にはできません。

5. 排泄と人間の尊厳

排泄に寄り添う育児や保育を実践していると、それまでは「効率よく処理すべきこと」でしかなかった事後処理的なおむつ交換の時間が、「さあしようか～。あ～でたね～。気持ち良かったね～」という、豊かなやりとりの時間になっていきます。そして、何もわかっていないと思っていた小さな赤ちゃんのことを、「しっかりとした意思を持った一人の人間」と見なすようになっていきます。その結果、例えばおむつなし育児の実践を始めた保育園では、保育士が子ども達に怒鳴らなくなっていったそうです。高齢者の場合も全く同じで、介護職員が高齢者の排泄に寄り添ったケアを実践していると、お年寄りのことを本当の意味で大切にする介護ができるようになり、ケアの質全体が変わっていくというのです。

子どもや高齢者といった社会的に弱い立場にいる人々に対して、「人間の尊厳」を大切に考えたケアが必要だとよく言われます。「人間の尊厳」というと、何か難しいことのような印象を受けますが、「気持ち良い排泄に寄り添う」というシンプルなことを大切にすることで、結果として、赤ちゃんや高齢者の人間の尊厳が守られるのですね。

6. おむつなし育児は人間の豊かな土台作り

赤ちゃんと高齢者の「おむつに頼りすぎない排泄ケア」から、私は本当に多くのことを学ばせていただきました。それは、人生の最初と最後の時間を過ごしている社会的に弱い立場にいる赤ちゃんや高齢者が、気持ち良い排泄を通じて、「生きていることはただそれだけで、気持ち良くて幸せなことなんだ」と感じられるように、お世話することの大切さです。何かができるから生きる価値があるのではなく、自分ではできないことがまだたくさんあっても（赤ちゃん）、あるいは、自分でできないことが増えていっても（高齢者）、気持ち良く生きているということそのものに、大きな価値と意義があるのだということを教えていただいた気がします。

●これからの時代を生き抜くために

グローバル化を始めとする社会の多様化や、人工知能（ＡＩ）の普及が進んで、「先の読めない変化の激しい時代に突入した」と言われる今という時代。そんな時代を生き抜いていくために、「子育ては早期から効率よく」と考える人も少なくありません。しかし、本来、乳幼児期とは、「身体と心が気持ちよい（快食・快眠・快便）」「生きていることはただそれだ

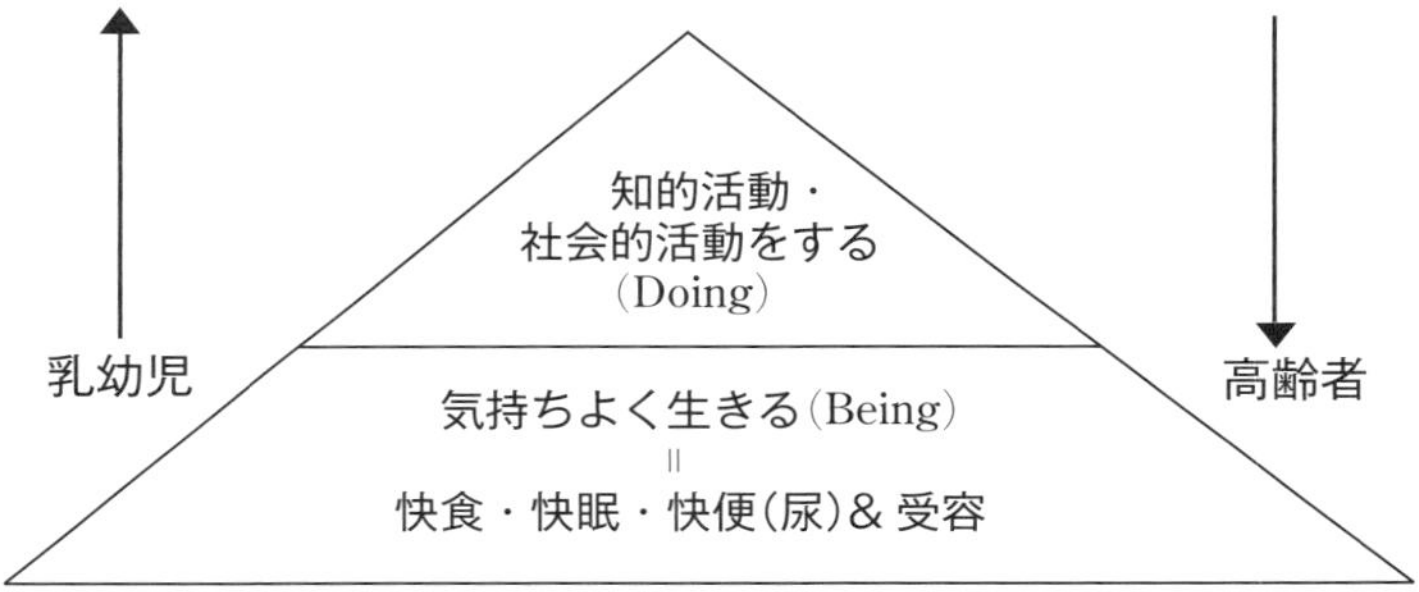

図　おむつに頼りすぎない排泄ケアとは人間の土台を大切にすること

けで気持ち良く幸せなこと」という、人間としての土台が作られるべき時期です。上図の三角形の土台の部分です。この土台はやがて「自分らしさ」の土台となり、成長して、「自分は何を（どんな状況を）心地良いと思うか」「自分はどんな人間か」「どんな人生が向いているか」を判断するための、信頼できる羅針盤になっていくのではないでしょうか。この土台がしっかり育っていることこそが、先の読めない変化の激しいこれからの時代を、周囲に振り回されることなく自分らしく幸せに生き抜いていくために、何より重要なものになっていくのではないでしょうか。

　ところが私たちはともすると、快食・快眠・快便などというものは、次元の低い動物的な欲求であり、それよりも、図1の三角形の上の部分にあたる、知的活動・社会経済的活動といった「何かができる」ことの方が、より次元が高い人間らしい欲求だ、と見なしがちです。だから親はまだおむつも外れていない、言葉も十分に発達していない乳幼児に対する、早期知育教育に走ってしまう。そんな姿を見ると、とても心配な気持ちになってしまいます。というのも、こうした急激に変化する時代の中で、今、世界は、乳幼児教育の方向性を大きく転換し始めているからです。

●世界の教育改革と、子どもに育てたい「非認知能力」

予測不能な時代を幸せに生きる力を、子どもたちのなかに育てるために、そして、気候変動や環境問題や貧国格差や少子高齢化といった地球規模の社会問題を解決していく人材を育成するために、世界は今、保育・幼児教育政策の方向性を、大きく変え始めています。日本も少し遅れましたが、同じような方向を目指すことになり、二〇一七年に、保育所保育指針、幼稚園教育要領、幼保連携型認定こども園教育・保育要領が改定されました。（二〇二〇年には小・中・高等学校の学習指導要領も大きく改定されます）。

保育所保育指針改定の審議を行った「社会保障審議会児童部会保育専門委員会」の委員長・汐見稔幸氏（教育学者・東京大学名誉教授・日本保育学会会長）は、著書『さあ、子どもたちの「未来」を話しませんか?』（小学館）の中で、次のように書いています。

子どものまわりにある社会や世界は今、急速なスピードで変化しています。

「今までどおりの子育てで、この子たちの将来は大丈夫なの？」

「人として育つ基本は変わらなくても、もっと、時代に即した能力が必要なのでは？」

そう考えた欧米を中心とする国々は、教育改革の舵を大きく切り始めました。

〝この先、ひとりでも多くの子どもが幸せな人生をおくるために、そのうえで、国も栄えていくために、予測不能な時代にあっても生き抜ける力を育てよう。とくに重要だとわかってきた保育・幼児教育に重点投資しよう〟。

これを基本哲学として、各国が教育改革を進めています。


日本でも少し遅れましたが、同じ方向を目指すことにしました。二〇一七年告示の保育所保育指針、幼稚園教育要領、幼保連携型認定こども園教育・保育要領の改定内容や方針には、このような世界の動きが関係しています。

これからの社会を生き抜く子どもたちのために、今、世界では、「**非認知能力**」と呼ばれる能力を乳幼児期から育てることの大切さが叫ばれています。昨年、保育所保育指針、幼稚園教育要領、幼保連携型認定こども園教育・保育要領が大きく改定された主な理由の一つが、非認知能力の育ちを応援することです。なぜなら非認知能力の原型は、幼児期に育つと言われるからです。非認知能力とは、情動や感情に関連する能力で、「自信、社会性、忍耐力」などです。社会的スキルやEQ（Emotional Intelligence Quotient）などと呼ばれることもあります。

♣これからの時代により必要とされる能力＝非認知能力（社会的スキル）

①自信（自己肯定感）：多様な価値観の中で「自分はどうしたいのか」を認識できる。

②社会性（自己制御）：自分や他人の感情を理解し、自分の感情をコントロールできる。

③忍耐力（課題解決）：困難な状況の時に、何が問題か特定し、解決できる。

これと対比されるのが、「認知能力」と呼ばれるもので、記憶力や思考力に代表される知性といえるものです。知能テストでよく知られたIQ（Intelligence Quotient）とも呼ばれます。従来の「学校の勉強がよくできる能力」が、認知能力にあたります。今までは、認知能力の高い人が、将来、社会で成功すると考えられていました。

しかし近年では、「非認知能力」が高い人の方が、大人になってから社会的・経済的に成功している人が多い、というデータが発表されています。代表的なものがノーベル経済学賞を受賞したアメリカのヘックマン博士[3]が行った研究です。一九六〇年代にアメリカで行われた「ペリー就学前プロジェクト[4]」の実験結果等をベースに、教育投資と効果の分析を行いました。

ヘックマン博士の主張は、乳幼児期に「非認知能力」が高まると、それが生涯、影響し続ける可能性が高く、乳幼児期に「非認知能力」がしっかり育っていると、成長してからの「認知能力」

は、より安定して伸びていく可能性が高く、それは生涯にわたっての収入、健康状態にも良い形で影響を及ぼす可能性が高いというものです。国家経済のレベルでいうと、幼児期に一人の子に一ドルの教育投資を行うと、成人した時に六～一〇倍になって社会に還元されるという試算です。

●おむつに頼りすぎない排泄ケアと、乳児期の「非認知能力」

乳児期にこうした非認知能力が育つには、大人からの**応答的で丁寧なかかわり**を受けることが重要だと言われます。認知能力の中の三つの代表的能力を少し詳しくみていきましょう。

まず「① **自信**」は、「自分に対する信頼感」であり、「自尊心」や「自己肯定感」などと呼ばれるものです。乳児期に、三大欲求である「快食・快眠・快便」を大人がしっかり満たしてあげることで、赤ちゃんの中に「(自分でできないことはまだたくさんあるけれど) 自分はこの世の中に気持ち良く生きてよい存在なんだ!」という自己肯定感が育ちます。これが本当の意味での「自信」につながります。

これまで私たちは「快食・快眠」については、比較的大切にしてきました。しかし、「快便(尿)」については、おむつに頼りすぎて、おむつの中での排泄を当たり前にしすぎて、赤ちゃんの「気持ち良い」を十分大切にしてきたとは言い難い状況にあります。

「② **社会性**」とは、「他人の気持ちを豊かに想像できる能力」のことです。社会性は、社会生活の中で少しずつ育っていきます。そして、赤ちゃん時代に社会性の基礎が育つには、まずは赤ちゃん自身が、「（まだ言葉が話せない）自分の気持ちを、お世話する大人が察知して対応してくれた」という経験をすることが何より大切です。快食・快眠という、「お腹空いた」「眠い」に加えて、「気持ち良くオシッコ・ウンチしたい」という快便（尿）の基本的な欲求を、察知して対応する保育者に出会うことで、成長してから他者の気持を察知できる力、豊かに想像できる力が、赤ちゃんの中に育っていくのです。

「**③忍耐力**」とは、自分で問題を解決していく能力で、「主体性」「やる気」とも言えます。これまでの子育ての様々な場面において、「子どもの主体性を尊重する」ということばは大切にされてきました。ところが、排泄についてはどうでしょうか？　残念ながら、答はＮＯです。おむつという人工物の中で排泄行為を続ける限り、人間の赤ちゃんが本来持って生まれてきている「オシッコを膀胱にしっかり溜めて開放空間で気持ち良く排泄する」という「排泄能力」が主体的に育ちにくいという事実は、本書で何度も伝えてきたとおりです。生き物にとって最も重要なのは、**「食べる」「出す（排泄する）」**です。人間の子どもの「食べる」「出す」という行為は、乳離れする年齢（二歳前後）には、かなりな程度、一人で主体的にできるようになっているのが本来の姿です。このうちの「出す」ことが、四歳、五歳、小学生になっても主体的にできない子が増えている現状を、私たちはそろそろ真剣に問題視する時期にきていると思います。

●やがて年老いて……

私たちには、やがて年老いて社会の一線から退き、体や頭も若いころのように動かなくなって、あるいは認知症になって、ここがどこだか自分が誰だかもわからなくなる日が、おそらくやってきます。そうなっていく時、二五三頁の図の三角形の上の部分の、「知的活動や社会経済的な活動をする」というような、「何かができる」ことが減っていき、日々の暮らしの中で、三角形の土台部分が占める割合が再び大きくなっていきます。つまり年をとると、この土台の部分、「快と不快の世界」へと再び還っていくのです。その時、高齢者をお世話する人が、この土台の部分を大切にすることで、高齢者が「生きていることはそれだけで気持ち良いことだ」と感じて、人生の最後の時間をより豊かに幸せに過ごしていける……ということを、介護施設でおむつ外しに取り組む職員の方々から教えていただきました。そんな介護職員のお一人が言われたことが今も忘れられません。

「この人間の土台の部分を、子どもの頃から豊かに育ててもらった高齢者は、再びこの土台へ還るということがスムースにできる印象を受けます。一方、子ども時代にさまざまな事情でこの土台の部分で快の経験が十分できなかった方は、そこにスムースに還ることができなくて、お辛そうな印象を受けます」。

近年、脳科学の発達によっても、生まれてから二〜三歳ころまでの時期に、特に丁寧に関わることの重要性が解明されつつあります。

認知症があっても、介護職員の介助で、トイレやポータブルトイレで気持ち良く排泄して穏やかに過ごしておられる特別養護老人ホームのお年寄りの姿を拝見して、私は以前にも増して、**乳幼児期のこの人間の土台作り**の活動を続けていきたいと強く思った次第です。

◉註

1. 平成二四年度科学研究費助成事業（学術研究助成基金助成金）「『おむつなし』による排泄ケアの実践と普及に関する研究― 乳児から高齢者まで」。
2. 三好春樹氏は、広島県生まれの介護、リハビリテーション（理学療法士）の専門家。生活とリハビリ研究所代表。「オムツ外し学会」を立ちあげて、日本全国で「生活リハビリ講座」を開催し、人間性を重視した老人介護のあり方を伝えている。介護関連の著書も多数。排泄関連では『ウンコ・シッコの介護学』（雲母書房）がおススメ。
3. 主な著書に『幼児教育の経済学』（東洋経済新聞社）などがある。
4. アメリカの心理学者ワイカートらの研究グループがミシガン州イプシランティ市学校区ペリー小学校附属幼稚園で行ったプログラム。貧困家庭の三歳〜四歳の子ども達を対象に、二年間の幼児教育を行い、その後約四〇年間にわたって追跡調査した。最終的に、プログラムの教育を受けたグループは、受けなかったグループに比べて、高校卒業率や、持ち家率、平均所得が高く、生活保護受給率や逮捕者率が低いという結果が出た。プログラムの初期コストは多額だが、所得や労働生産性の向上、生活保護費の低減など、就学前教育を行ったことによる社会全体の投資収益率が非常に高いという結果が出た。

人生のテーマ

三砂ちづる・津田塾大学教授

人には人生のテーマ、というものがあり、どうしようがそこから逃れることはできず、知らない振りをしていても、逃げようとしていても、そのテーマはあなたから去ることはない。自分でもそれが一番気になることだとわかっていても、そこに踏み込めないでいることもある。あるいは、いったい何が自分のテーマなのか、今ひとつ摑みきれないでいたりすることもある。世の中の風潮に流されることもあるし、幼い頃からの習慣で自分が求めることをよく確認できなくなることもあるだろう。人によってそのパターンは違うのだけれど、うまくテーマをつかみきれないでいると、なんとなく具合が悪くなってきたりすることも、ある。

†

和田さんにとって「排泄」こそが、そのような人生のテーマであったのである。この方はお寺のお嬢さんとして生まれ、しっかりしたご家庭で教育を受けてこられた、聡明な方である。子どもが好きで、保育士になられたが、その後、国内での仕事の射程に飽き足らず、国際協力の仕事を目指し、アメリカの大学や国内の大学院などで、国際開発の勉強を続けられた。メキシコで長期に仕事をなさってスペイン語スピーカーとなり、その後、開発コンサル、NGOなどを通じて、日本の国際協力の仕事に関わり、文字どおり、世界中で国際保健の現場で活躍なさっていた。英語もスペイン語も堪能で、実に有能な方なのである。国際保健という分野も私の専門なので、私は和田さんが国際協力の仕事をなさっていたころ知り合うことになるが、知り合って以降、彼女はあまり調子が良くなかった。かなり疲れておられたようで、国際協力の仕事もしばらく休んだりしておられた。家庭を持ちつつの激務に疲れておられたのは確かだが、それよりもっと「人生のテーマはこれではない」という、悩みの中におられたのではないか、と、今は思う。

二〇〇七年、トヨタ財団の助成で、わたしたちは、「赤ちゃんにおむつはいらない」という研究を始めた。この本にも出てくるが、アフリカのお母さんがおむつなど全く使わず、赤ちゃんを腰に抱き、タイミングよくおしっこをさせてあげることや、「日本では生後二週間でおむつを取ることを伝統にしている家族がある」などという言説が二〇代から気になっていた。また、近年どんどんおむつがはずれる時期が遅くなっていることを見聞きし、あまりよろしくないことなんじゃないか、と思っていた。いつか、きちんと助成金をとって、計画を立て、研究を深めたいと思っていたのだ。トヨタ財団の助成はありがたく、私は三年間に及ぶ研究に着手しようとしていた。

一九九〇年代から、妊娠中絶や、出産、女性の保健に関わる数多の研究班立ち上げに関わってきた。私ども公衆衛生分野の研究班は、多くの人間が関わり、フィールドワークを伴う。研究班を立ち上げる時は、いつも、研究コーディネーターとなって、現場を取り仕切り、スケジュールを確認し、研究記録を整理する、主任研究者の右腕となってくれる人が必要である。私は、国際保健の仕事を少し休んでいる和田さんのことを思い出した。外国語もでき、プロジェクト遂行能力もあり、丁寧な方で、しかもこの人は「保育士」であるから「育児」に関する研究班立ち上げの大きな力になってくださる、と思った。「国際保健の仕事とは少し違うけど、お休み中のリハビリのつもりで、お手伝いいただけませんか」と私は声をかけた。無理のない範囲で手伝ってもらえればありがたい、と思ったのだ。

和田さんは研究班のコーディネーターとして、みるみるうちに生き生きと元気そうになってこられ、「無理のない範囲」どころか、期待以上に素晴らしい仕事をしてくださった。トヨタ財団助成による三年間の文献研究、インドネシアフィールドワーク、高齢者の聞き取り、「自然育児友の会」を通じての「おむつなし育児実践」などの研究の詳細は、勁草書房から出版されている『赤ちゃんにおむつはいらない――失われた育児技法を求めて』に詳しいが、和田さんは一貫してこのプロジェクトの要を担ってきてくださったのである。そのプロジェクト終了後、トヨタ財団は引き続き二年間の普及活動のための資金をつけてくださったので、それから二年は「おむつなし育児」を世に知らしめるためにがんばった。ここでも和田さんの働きは見事だった。トヨタ財団助成の五年間に続き、その後三年間、文部科研で「「おむつなし」による排泄のケアの実践と普及に関する研究——乳幼児から高齢者まで」を立ち上げ、「おむつなし」の発想の射程を保育所などの施設や高齢者へと広げた時も、和田さんはその中心にいた。つまり、この八年に及ぶ「おむつなし」研究の中心で和田さんは現場を仕切ってくださり、重要な仕事をしてくださった。何より、私が嬉しかったのは、彼女が年を追うごとに元気になっていくことだった。研究班の成果を、いかようにでもお使いくださいい、と、私は伝え、「おむつなし育児研究所」は、彼女の仕事となった。同僚、というより個人的な友人であった彼女が、研究班活動の八年間で元気になったことは、何よりの喜びだった。

見よ、この楽しそうなこと、これぞ和田さんの天職であったのだ。おしっこ、ウンチを語るときの、彼女の生き生きとした表情と目の輝きを私は見逃さない。そこには自分のテーマと遭遇できたものだけが持つ、永遠につながる人間の輝きがあって、そういうものを見ることで、私もまた励まされてゆくのだ。この人はもう、地球の裏の、国際協力プロジェクト等に時間を使っている場合ではなかったのである（その仕事も、もちろん質の高い仕事であったことは、言うまでもないが）。彼女の天職は、おしっこ、ウンチを通じて人間のありようを極めていくところにあったのだ。

和田智代がその真骨頂を発揮なさるのは、おそらくこれからであり、この本はその道標となるべき一冊である。和田さん、このような本を出し（てしまっ）たのだから、あとはもう何の遠慮もいらない。あなたのテーマである、おしっこ、ウンチに身を捧げ、思う存分活躍なさるといい。あなたのテーマの追求により、いかに多くの人が「気持ちよい暮らし」につなげられていくかを考えると、その役割の大きさに、ただ、わくわくするし、身震いもする。私の「おむつなし育児研究」も、和田智代の天職探しに一役買ったかと思うと、それだけでやった甲斐があったと言えるではないか。

人よ、自分の好奇心が自分をどこに連れて行くのか、自分の周囲をどこに連れて行くのか、私たちは知らない。一人一人には自分自身に、また、自分の周囲のために、よりよく生きる種が眠っている。その種の萌芽に立ち会えることは、限りない喜びである。和田智代の新たな門出と、そのことのもたらす豊かさに、心からの祝福を捧げたい。

二〇一八年八月・徳之島にて

人生のテーマ・三砂ちづる

あとがきにかえて

排泄を通じて〝内なる自然〟とつながる

今から一〇年ほど前、私の身体と心はひどく壊れていました。過労でうつ病になってしまい、自宅で療養生活を送っていたのです。食べられなくて激ヤセし、夜は睡眠薬がないと眠れず、抗ウツ薬の副作用で慢性的な便秘状態が続く……という、まさに「不快食・不快眠・不快便」状態。

そんな私に三砂ちづるさんが「ちょっと手伝ってもらえないですか?」と声をかけて下さったのが、「赤ちゃんと排泄」の研究でした。最初は軽い気持ちからでしたが、排泄という人間の自然な営みに深く関わった経験は、私の予想をはるかに超えて、その後の人生を大きく変える契機となりました。

排泄を通じて私は、自分の身体という「内なる自然」とつながることの重要性に気づいていきました。以前の私は「自然」というと、「仕事ばかりしていないで、時には山とか海とかの〝自然が豊かな環境〟に身を置いた方がいいよね」くらいの認識しかありませんでした。自然というものは、海、山、空といった、主に、私の外に存在するものと考えていたのです。

しかし、もう一つ重要な自然がありました。一番身近な自然、つまり、私の身体です。自然は私の外だけでなく、私の内にもあったのです。「食べる」と同様に身体の重要な営みの一つである「排泄」に寄り添うことで、自分の中に深く豊かに広がる「内なる自然」を探索する旅が始まりました。

私たちが「汚い・臭い」と嫌うようになった排泄物は、本来は土に還って植物を育て、それを動物が食べて……という、自然循環する生態系の中で重要な位置を占める貴重な資源でした。排泄という内なる自然は、外の自然と深くつながっていたのです。しかし、経済発展によって衛生的な都市環境を手に入れた現代社会の中では、〝排泄物〟は〝汚物〟と呼ばれて嫌われるようになりました。そこに登場した紙おむつは、〝汚物〟に触れることなく処理できる、夢の便利グッズ。内なる自然だった「排泄」はおむつの中に隠されて、外の自然との関係も断ち切られ、赤ちゃんが持つ排泄能力の本来の姿もよくわからなくなっていってしまいました。

そんな中、「おむつなし育児（おむつに頼り過ぎない育児）」を選択して、わが子の内なる自然である排泄に正面から向き合おうとする親たちが現れました。彼らはやがて、小さな赤ちゃんの身体に秘められた素晴らしい能力に気づき、それを受け止めて応える感性を、豊かに取り戻していったのです。例えば、赤ちゃんが排泄したそうなタイミングに気づく「直観力」であり、言葉の話せない赤ちゃんとの間で排泄に関わる意思の疎通をはかる「非言語コミュニケーション能力」であります。赤ちゃんの内なる自然が、親の内なる自然を目覚めさせていったのです。

近くで見ていた私にも、同様のことが起こりました。私の中で眠っていた「内なる自然」が覚醒していったのです。内なる自然に気づくようになると、自分の中に静寂が広がっていくのを感じます。自分の身体が気持ち良い状態かそうでないかについて、以前よりも繊細に敏感に感じます。すると、自分を取り巻く外の自然とも、波長が合うようになっていったのです。パソコンの前で仕事ばかりしていた私が、田畑に吹く風で季節の変化を感じたり、日没や日の出の太陽の美しさの微妙な違いを感じたりするようになっていきました。自分の内なる自然と外の自然とがつながって、今ここで気持ち良く生きている瞬間瞬間を、感謝して楽しむようになっていったのです。そして気がついたら、私のうつ病はすっかり治って、病気になる前以上に、元気で幸せになっていました……。

私という人間が病を経て生まれ変わる貴重な機会を与えて下さった、おむつなし育児の研究代表者・三砂ちづる氏と研究チームの皆さん、研究にご協力下さったお母さんたちに、あらためて深く御礼を申し上げます。また、本書が世に出るまでには、多くの方のお力をいただきました。本書の医学監修を引き受けて下さった日本では有数の小児便秘専門医・中野美和子氏、大変光栄な付言を寄稿下さった三砂ちづる氏、本書を推薦いただいた汐見稔幸氏、愛情いっぱいのイラストを描いて下さった小森桂子氏（おむつなし育児アドバイザー）、インタビューに協力して下さったおむつなし育児実践者のお母さん・お父さん、おむつなし育児に関する新しい情報を教えて下さった全国のおむつなし育児アドバイザーの皆さん、海外でのおむつなし育児研究にご協力下さったフィリピン・カオハガン島の皆さんに心から感謝申し上げます。

また、本書の基本的な考え方である「もの言わぬ赤ちゃんも人生の主人公として尊重し、その思いに徹底的に寄り添って共感する」という視座は、実はアドラー心理学の影響を大きく受けています。私に初めてアドラー心理学を教えて下さった鈴木美穂氏と、アドラー心理学をベースとしたコーチングの恩師である平本あきお氏と宮越大樹氏にも、心から感謝申し上げます。

最後に、この本を創り上げるために長期間にわたって、忍耐強く私を支え励ましてくださった言叢社編集の五十嵐芳子氏にも心よりお礼を申し上げます。

皆様本当にありがとうございました。

二〇一八年 秋

和田智代

和田 智代　わだともよ
1962年生まれ　愛知県名古屋市出身。
名古屋大学大学院修士号取得。米国ワールド・カレッジ・ウェスト大学卒。名古屋市立保育短期大学卒（現・名古屋市立大学）。
保育士を経て、発展途上国の母子保健事業に従事。現在は『親子のコミュニケーション』をテーマに、講演・セミナー・コーチング＆カウンセリング・執筆等、様々な形での子育て支援事業に携わる。
訳書：『おむつなし育児』『世界一しあわせな子育て』（共に柏書房）、実践指導『五感を育てるおむつなし育児』（主婦の友社）。共著：『赤ちゃんにおむつはいらない』（勁草書房）の他、育児・保育雑誌への執筆多数。
和田智代公式ホームページ
http://tomoyo-wada.org/

赤ちゃんはできる！ 幸せの排泄コミュニケーション
「おむつに頼りすぎない育児」という選択

著者 和田智代

2018年12月5日 初版

†

発行者　言叢社同人

発行所　有限会社 言叢社

〒101-0065　東京都千代田区西神田 2-4-1　東方学会本館
Tel.03-3262-4827 ／ Fax.03-3288-3640
郵便振替・00160-0-51824

印刷・製本　シナノ印刷株式会社

ISBN978-4-86209-071-3　C2047

装丁・挿絵　小森桂子

●養育・身体感覚・便秘

赤ちゃんからはじまる便秘問題

すっきりうんちしてますか?

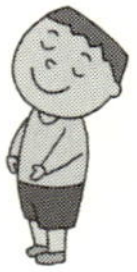

本体一五〇〇円+税

中野美和子 著・小児外科医

四六判並装二五〇頁

●子どもの排泄、とくに便秘をめぐる問題◎子どもと大人の排便のしくみが違う◎便秘治療の原則は、はっきりしています。お腹にとどこおってしまった便を、まず排出してしまい、とどこおらない状態を保つこと、このことにつきます。便秘が起こる「しくみ」を知って、毎日、「すっきりしたお腹を感じる」習慣をつける◎「排便外来」を開いて、毎日困っている親子に向き合う、うんち博士が伝える「便秘」のしくみ◎身体と心の育みにむき合う「原則」を手にしてほしい。

◉1＝排便のしくみ、2便秘のかいせつ、3・4＝便秘の治療①②、5＝年齢による便秘の症状と治療、6＝子どもの便秘の環境を整える、◉17の症例を掲載

●小児歯科学・養育

本体一八〇〇円+税

子どもの歯と口のケガ

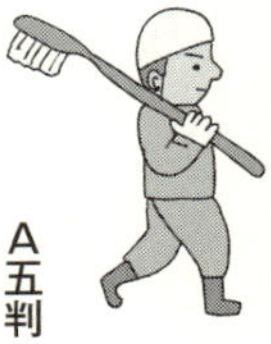

宮新 美智世 著

東京医科歯科大学大学院
小児歯科学分野、准教授

A五判一三六頁

●歯と口のケガわかりやすく解説した初めての本!

◉こんなかたに読んでほしい。育ち盛りのお子さんをもつお母さんたちへ、成長を見守るかたがたへ、保育園・幼稚園・学校の先生たち、スポーツ指導者、保健師・看護師のかたがたへ。

◉あわてずに、ケガに対処するための知識と知恵の本。

・子どもの家庭内のケガは、世界に比べて、日本では高い頻度でおきています。

・ケガで「脱落した歯」「折れた歯のカケラ」は、必ずひろってください。適切な処置をして歯医者さんに。もとにもどるのです。

・ケガなどで乳歯を脱落「どうせ永久歯が生えるから」とそのままは、危険! 永久歯へのケガの影響は、70%におよびます。

・小児の永久歯は、治癒力が旺盛。ケガをした子どものために、誰でもできることが、いくつもあります。